医師と僧侶が語る

死と闘わない生き方

玄侑宗久　土橋重隆

ディスカヴァー
携書
140

はじめに　生と死の向こう側へ

これまでありそうでなかった、対談が実現しました。

話し手の一人は、外科医として、長年、ガン医療に携わってきた土橋重隆《つちはししげたか》氏。先端内視鏡の分野を切り開いたパイオニアとしても知られますが、10数年前から新たに心の領域に目を向け、より深い探求をつづけています。

病気と心の関係。——たとえば、現代病と言ってもいいガンには、その人の生き方や生まれ持った性格が深く関わりあっていると、土橋氏は言います。胃ガンには胃ガンの、肺ガンには肺ガンの、特有の生き方、性格が見られるというのです。

治すことばかりに主眼が置かれたこれまでの医療では、こうした病気の背後にあるものは無視されてしまうケースがほとんどだったでしょう。病気と心の関係を探る土橋氏は、この分野のパイオニアでもあるのです。

もう一人の話し手は、芥川賞作家にして、臨済宗福聚寺《ふくじゅうじ》の第35代住職である玄侑宗久《げんゆうそうきゅう》氏。

禅僧として修行を積まれ、いまも多くの檀家さんの死に立ち会う日々を送っています。もちろん、作家として、生と死の問題に深く向き合った作品を数多く生み出していることも周知の通りでしょう。

土橋氏は言います。「単に病気が治って良かったで終わらない話がしたい。玄侑先生となら、それができるかもしれない」。これに対して玄侑氏は、「私も先生とじっくり話したいテーマがあるんです……」。

詳しくは本書をお読みいただきたいと思いますが、病気と心の関係のみならず、ヒトは死んだらどうなるか？　生きることの意味をどうとらえたらいいのか？　医と禅をベースにしながらも、話題は多岐にわたっています。

私たちは誰もが生き、そして死んでいく……。

わかるようでわかっていない、それでいて、誰もが直面せざるをえないこの現実に対し、二人はどんな「答え」を用意しているのか？

生と死にまつわるこれまでの常識を脇に置き、二人の対談をお楽しみください。死と闘わない生き方のヒントがきっと見つかるはずです。

編者しるす

医師と僧侶が語る　死と闘わない生き方　目次

第2章　死と闘わない生き方とは　47

第3章　ガンになる「性格」「生き方」がある　79

第4章　医療の仕組みがこわれる時　109

第5章 「死後」と向き合う

第1章
排除するだけでは病気は治らない

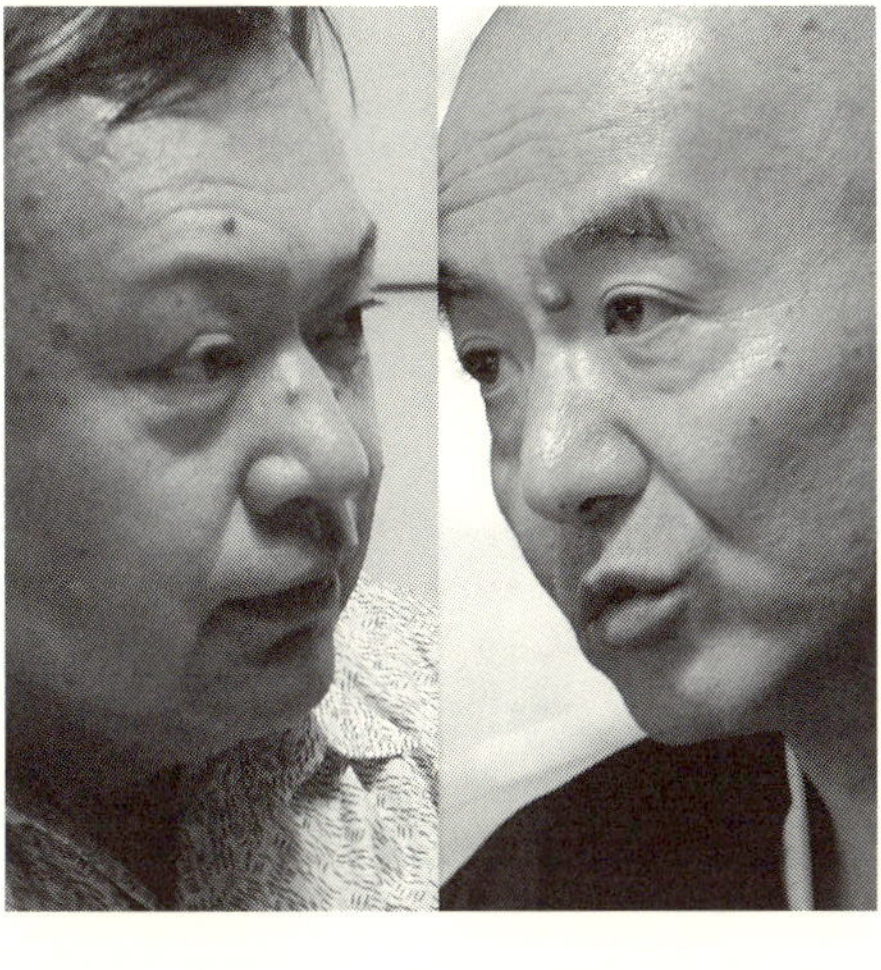

ガンになる臓器と性格や生き方は対応している

玄侑　先生と初めてお会いしたのは、もう10年前……。

土橋　２００２年くらいかなと思うんですけれども、福島のラジオ番組で対談させていただいたのがきっかけでした。

玄侑　あの時は、たしか（デビュー作である）『水の舳先《へさき》』を読んでくださっていて……。

土橋　いえ、その次の『中陰の花』です。たまたま「文藝春秋」を目にして、この作品で先生が芥川賞を受賞されたことを知って。テーマが「死後の世界」じゃないですか。へえ、お坊さんがこういう作品を書いて賞を取るのか、と驚いた記憶があります。

玄侑　その後にラジオの話があったんですか？

土橋　ええ、だからびっくりして。雑誌を買って小説を読むなんていうこと、それまでまったくなかったですから。あれは、何だったんでしょうかね？（笑）

玄侑　時期としては、おそらく『アミターバ―無量光明』という作品を書いている頃だったかもしれません。

土橋　『アミターバ』も死そのものがテーマですね。臨死体験の記録などを駆使して、ガン患者さんが亡くなっていく過程を克明に描写していくという……。

玄侑　主人公は、肝内胆管ガンの女性なんですが、先生は番組のなかで「肝内胆管ガンの患者さんは、人への配慮がつねにあって、ユーモア感覚もあり、人格的には最高だ」とおっしゃっていましたよね。

土橋　はい。いまでもそう思っています。初めて聞く人はびっくりするかもしれませんが、**ガンになる臓器とその人の性格や生き方は対応していることが多い**んですよ。

玄侑　その話を聞いた時、私も本当に驚いたのですが、ある意味うれしかったんですね。よくお通夜で、遺族の方に故人の病気のことも話しますから。そういう説明をしてあげると、皆さんとても喜ぶんです。

土橋　ああ、そういうことも話すんですね。ただお経をあげるだけでなく（笑）。

玄侑　戒名をつけないといけませんから、生前、どんな人だったかを事前に詳しく聞くんです。病気のことも、もちろん伺います。戒名で故人をしのべるようにするわけですね。

土橋　なるほど。

玄侑　たとえば江戸時代には、心臓が悪くて亡くなった方には「香」という字を入れるとか、我々の仲間でしかわからない暗号のようなものがたくさんありました。いまではガンがあまりに多いので、病気を盛り込むことはまったくなくなりましたが。

土橋　過去の話を聞く……医者はそれをやらないんですよ。いまの医療システムでは、そういう時間を持つこと自体が難しいんです。

玄侑　たまたまガンになったわけではないんですよね。

土橋　ええ。**その人が生きてきた過去の時間のなかに、必ず理由がある**はずなんです。わかりやすく言えば、肺ガンになりやすい人、胃ガンになりやすい人、大腸ガンになりやすい人、タイプ的にそれぞれ似た傾向があるという……。

玄侑　そこは大事なポイントなので、後ほどじっくり伺うとして……。まず、いま話題になっている「がんもどき」について伺いたいんです。

土橋　近藤誠先生の「がんもどき」理論ですね。本が何冊かベストセラーになったことで、ずいぶん知られるようになりましたよね。近藤先生は、ガンには放置しておくと他臓器に転移する「本物のガン」と、放置しておいても転移しない、まったく問題のない「がんもどき」があると、臨床研究に基づいて断言しておられます。

本物のガンでも治ってしまう人はいる

玄侑　先生も、「がんもどき」はあると考えていらっしゃるわけですよね。

土橋　手術する必要のない、放置したままでもある程度までしか大きくならないガンは、結構あると思いますね。

玄侑　結局、手術と放射線と、あとは抗ガン剤ですか。このガンの3大療法が、現実にはどうも功を奏していない。本当にこれでいいんだろうか、と疑問がわいてくるなかで、近藤先生が注目されるようになったんでしょう。

土橋　そうですね。ガン医療がうまくいっていれば、こういう考えが受け容れられることはまずないでしょうから。

玄侑　最近では、とうとう「ガン放置療法」という言葉も生まれました。
土橋　ええ。あらかたのガンは放置したほうがいいと。
玄侑　寿命を縮めている原因は手術であり、抗ガン剤であり、放射線なんだと。だから、何もしないことが一番延命につながるという……。
土橋　まあ、言いたいことはよくわかります。実際、そうでしょう。
玄侑　でも、非常に極端だと思えるんです。だって、発見された時点で本物のガンだったら、もう転移している、お手上げだというわけでしょう?
土橋　本物であれば、そうですね。
玄侑　要するに、何をしても無駄という話でしょう?（笑）
土橋　そう。西洋医学的な治療をしても意味はないということですね。「がんもどき」であれば、もちろん何もする必要はない。
玄侑　どっちにしても放置すればいいと。
土橋　この考え方をそのまま受け止めてしまうと、救われないですよね。立花隆さんが語っておられたと思いますが、「ダメなものはダメなんだ」みたいな結論を出されちゃうと、患者さんはどうしたらいいかと思うでしょう。
玄侑　その点は、医師としては納得しかねる？
土橋　言っていることが正しかったとしても、あれは言っちゃいけない。本当のことでも言っちゃいけないことって、あると思いますね。
玄侑　あそこまで達観できたらすごいなとは思うんですけど。
土橋　それはすごいですよ。現代のガン医療を全否定してしまう考え方ですから、その点はものすごく勇気のある発言をされていると思います。
玄侑　でも、完全に結果論じゃないですか、あの見方は。
土橋　ええ。本物かもどきか、結局、わからないですからね。そういう考え方で患者さんがガンと向き合うのは、実際に難しいと思うんです。
玄侑　先生は、本物のガンも治癒しないとは思っていないわけですよね？
土橋　はい。**転移した本物のガンであっても、治ってしまう人はいる**んですよ。
玄侑　そういう症例を、これまでの本のなかでもたくさん書かれていますよね。
土橋　近藤先生がおられた慶應義塾大学病院とか、ああいう大きなところで診ていると、なかなかお目にかからないと思うんですが、実際にそういう症例はありますから。

玄侑　なるほど。

土橋　要するに、大学病院にいる患者さんというのは、治したい、治したいと思っている人なんですね。**治したいと思っていると治らないんです**（笑）。

玄侑　そこが大事なところですね。

土橋　ええ。禅問答みたいなんですが、治そうと思わなくなった時に、別のスイッチが入っちゃう。そうすると本物のガンで肺転移しても、肝転移しても、それがじっとそのままでいたり、消えていったりという症例が出てくるんです。

ガンは治療どころか診断すらしないほうがいい!?

玄侑　実際、他の原因で亡くなった方を病理解剖すると、けっこう高い割合でガンが見つかるといいますね。つまり、多くの人はガンを抱えたまま普通に暮らしていた。悪さをせずに共存していて、解剖した後に「ああ、ガンを持っていたんだ」とわかる。

土橋　**ガンが悪さをするというのは、一つのとらえ方でしかない**ですからね。
玄侑　でも、多くの人がそう思っていますよね。
土橋　19世紀にウィルヒョウという病理学者が、「ガンは突然変異によって生じ、放っておくと無限に増殖を続ける」という学説を唱えたんですが、これがガン理論の定説となって、いまも日本の医者の頭の中に入り込んでいるんです。
玄侑　無限に増殖を続ける……。その宿主が死に至るまで？
土橋　そう。ウィルヒョウの説によって、そういう前提ができた。それがガン医療の基礎になっているんですよ。古い時代のものが、疑われることなく残っている。早期発見、早期治療に意味があるというのは、この前提があるからなんです。
玄侑　なるほど。でも、検査でガンを早期発見し、早期治療したために、かえって寿命を縮めてしまったケースもいっぱいあるんじゃないですか？
土橋　ええ、あります。だから、**治療どころか、診断すらしないほうがいいという考えもある。**大規模調査で比較すると、健康管理の指導をしっかり受けたグループより、何もしないグループのほうが長生きしているというデータもありますよね。

玄侑　いわゆる「フィンランド症候群」ですね。

土橋　はい。フィンランド保健局が40〜45歳の男女1200人を対象に、15年間にわたって健康管理の効果について調べたものなんですが、何も指示せず、自由に生活させたほうがガンや生活習慣病、自殺の割合が低かったんです。

玄侑　医者にとっては困ったデータじゃないですか？（笑）

土橋　いろいろ反論もあるようですが、まあ、医療否定になっちゃいますね（笑）。ただ、ガン検診も、健康診断も、政府が決めたものですから、簡単にはやめられない。たとえば、胸部のレントゲンを撮っても肺ガンの死亡数が減らないことが、アメリカで報告されていますが、日本では議論すら起こりません。

玄侑　レントゲンでは肺ガンが見つけにくい？

土橋　肺ガン検診を受けた人と、通常検診のみの人で比較すると、肺ガンの発症率も死亡率も大きく変わらないようなんです。

インフルエンザ予防ワクチンも意味がない

玄侑　そういう話って多いですね。ガンではありませんが、インフルエンザの予防ワクチンというのも、ほとんど意味がないと言いますよね。

土橋　毎年、予防接種の時期になると、ワクチンを打ちにくる患者さんが増えてきますが、注射をしてもインフルエンザになるケースが何例もある。ですから、講演の時なんかに「ワクチンを接種していない人いますか」と質問した後、「大丈夫ですよ。やってもなりますから」と言うと大笑いになっちゃう（笑）。

玄侑　インフルエンザ・ウイルスって変異が速いですから、これに対応して先手を打つのは無理ですよね、どう考えても。

土橋　ええ。あれは基本的にマーケットなんです。そこに市場があるから続いている。

玄侑　そうなんでしょうね。

土橋　私自身、効くと思っていませんから自分にワクチンを打つことはありませんが、インフルエンザにかかったことは一度もありません。たくさんの患者さんに接していますが、何と言いますか、かかる気がしないんですね（笑）。

玄侑　まあ、インフルエンザの場合は自由意思で受けるものだから、まだいいと思うんですけど、許せないのは、子宮頸ガンの予防接種ですか。かつて小学生の女の子にも積極的にすすめていましたが、あれは効き目というものが実証されていないんです。

土橋　いないです。ヒトパピローマウイルスに対して効果があったとしても、それと子宮頸ガンを関連づけるのはちょっと無理だと思いますね。私が気になっているのは、クリニックに連れてくるお母さん方の反応がどこか似ているっていう点です。

玄侑　というと？

土橋　学校や医者にそう言われたら、そのまま子供に受けさせちゃうというか。話をただ鵜呑みにして、自分で考えないんですね。**ワクチンが効くかどうかよりも、こういうロボットみたいな人が増えているほうがずっと問題だ**と感じますね。

ガン細胞はとても健気な存在

玄侑　やはり、ガンってどうしてできるのか、病気になぜなるのか、こういうことを、ちゃんと理解しなくてはいけないと思うんです。

土橋　悪いもの、不快なものだから、ただ排除しようというだけでは、自分で考える力が生まれません。困ったら、医者にすがるだけでしょうからね。

玄侑　先生は、サイモントン療法ってご存じですか？

土橋　ええ、ガンに対するイメージ療法ですよね。

玄侑　アメリカのサイモントン夫妻が考え出したプログラムなんですが、私は、このプログラムを日本語で録音したテープを手に入れ、ガン患者さんにあげていた時期があるんですよ。

土橋　ほう、どんな内容なんですか？

玄侑　白血球がガン細胞を取り囲んで、やっつけるイメージなんですよね。だけど、**ガン細胞ってもともと自分の細胞なわけですし、敵じゃないだろう。**やっぱりこれはおかしい、と思うようになって……。

土橋　まあ、排除には変わりありませんからね。

玄侑　それで、何か別のイメージを考えられないだろうかと思って、エッセイストの岸本葉子さんと往復書簡をやったことがあるんですよ。

土橋　たしか本を出されていましたね。

玄侑　岸本さんはご自身もガンを体験された方なんですが、彼女とのやりとりのなかで、「せせらぎ瞑想法」を提案したんです。要するに、清流のせせらぎに乗ってちょっと大きめの石が運ばれていくイメージなんですが……。

土橋　せせらぎのなかの石がガンというわけですか？

玄侑　こっちのほうが自分の性には合ったんですが、ただ、このイメージでも、石にどこかに行ってほしいと思っているわけじゃないですか（笑）。そうすると、まだちょっと違うんじゃないか、という感じがして。

土橋　そうですね。やはり排除したいと思っていますよね。

玄侑　こうしたことを考えていく中で、安保徹《あぼとおる》先生のガン理論を知って、ガンってものすごく健気なヤツなんじゃないか、と思うようになってきたんです。

土橋　ああ、安保先生の理論ですね。

玄侑　私は、かなり信じているんですけれども、先生はどう思われますか？

土橋　たしかミトコンドリアが……。

玄侑　要するに、原初の細胞（原核細胞）というのは、無酸素の状態で、無限に細胞分裂しながら生きていたわけですよね。ところが、地球の酸素濃度が２％程度まで増えてくると、こういう細胞が生きられない状態になってきて、瀕死の状態になった時、周りを見渡すと酸素の処理ができる細胞が存在していた。

土橋　それが合体して、人間の細胞の素である真核細胞になったわけですね。ミトコンドリアって、細胞内でエネルギーを作り出す器官ですよね。

玄侑　そうです。我々の祖先である真核細胞は、このミトコンドリアと解糖系という二つのエネルギー製造工場を持っているわけですが、体内が低酸素になって、しかも体温が低くなると、古い時代の原核細胞のほうが働きやすくなる。

土橋　ミトコンドリアの働きが低下することで、細胞分裂していた時代の生物にとって働きやすい環境になるわけですね。

玄侑　低酸素・低体温で、細胞全体が先祖返りすると分裂が始まる。そういうしんどい環境に適応しようとしたのがガン細胞なんだと、安保先生は言っておられて……。私にはこの話がすごく説得力があって、ストンと腑に落ちたんですね。

より良く生きるためにガンが現れる

土橋　低体温と低酸素……体にとってはすごくストレスの多い状態ですよね。こうした状態が続くとミトコンドリアの働きが鈍り、細胞分裂をうながす細胞の働きを過剰にさせてしまう、その結果できるのがガン細胞であると。

玄侑　ええ。だとすれば、**自分の体の変化に適応しようとして、必死になって頑張っているのが、ガン細胞**ということになりますよね。

土橋　生きていくなかで、必要があってそうなったという……。

玄侑　どちらにしても敵じゃないわけです。白血球でやっつけるものでも、せせらぎで流してしまうものでもない（笑）。

土橋　確かに（笑）。どちらにしても、ひどい扱いを受けてますね。

玄侑　それよりも大事なのは、やはり環境というか、生き方ですよね。たとえて言うならば、ひねくれた生徒が教室の片隅にいるわけですよ。そこにちゃんと理解をもったまなざしを向けてやると、そんなに悪させずに済む状態に戻るというか……。

土橋　わかります。更生するわけですね。

玄侑　そういう気持ちでガンに接しないといけないいんじゃないか。排除しようなんてもってのほかで、「ひどい環境にして悪かったね」とお詫びから入るしかないんじゃないか。最近そういう感じがすごくするんですよね。

土橋　**これまでの自分を酷使してきたような生き方を、何らかの形でチェンジする。**その結果、ガンが増える環境が改善されていく。

玄侑　その結果、末期であっても治ってしまうことがあると。

土橋　そうですね。こうした生き方の問題に気づいた人が治っていくというか、患者さんを調べていくとそういう症例は結構ありますね。ただ、私はもう少し進めて、「**ガンは長生きするために存在している**」と感じるんです。

玄侑　……長生きですか？

土橋　生命には、生きたいという本性があると思うんですね。死にたい生命なんかないわけで。一つ一つの細胞に宿った生命がもっと生きたいと思っている、ガン細胞だってそうだと思うんですね。生きたいと思っているはずなんです。

玄侑　たぶんそうでしょうね。でもそれが、全体としての長生きとどう関係するんですか？

土橋　ガンになることで、ある程度、時間の余裕ができますね？　脳血管障害などとは違って、最低でも数ヶ月とか数年という余裕があります。**自分の生き方を見つめ直す、更生する時間が用意されている**わけです。

玄侑　ガンになることで？

土橋　ええ。だから、適応現象という表現よりも、私は**ガンは必然性をもって現れている**、という感じがする、そういうイメージがあるんですね。

玄侑　なるほど。

土橋　必然性があるというのは、もちろん、死ぬための必然性じゃなくて、生きるための必然性。体全体から見ると、そういう必然性をうながす働きをガン細胞は持っている。つまり、生命を長生きさせようとしているのです。

玄侑　間違って生まれたものでは、もちろんないと？

土橋　教室から一人の悪い生徒を排除するんじゃなく、全体を配慮することで、教室全体が良くなっていく、自分自身が良くなっていく、そうした変化のきっかけになりますよね。だとしたら、より良く生きるためにガンが現れてきているとも言えるはずです。

玄侑　だいたい中学ぐらいのワルって、大人になると立派な仕事をしていることが多いですよ。ひどい問題児だったのが（笑）。

土橋　更生することで、より良くなっているわけですね（笑）。私はこれまで、たくさんのガン患者さんのヒストリーをたどってきましたが、そういう「良くなるために存在している」という視点ってとても大事だなと思うんです。

病気はその人の体の中で意味があって起こる

土橋　長生きと言えば、子供の頃に結核だった人も、結構長生きしていますよね。

玄侑　ええ、結核はまず長生きです。聖路加病院の日野原重明先生もそうですしね。

なぜ結核が長生きかというと、高熱が続くじゃないですか。あの時点でガンが一掃されるし、体質そのものもかなり変わるんじゃないですか？

土橋　同級生が先に亡くなって、いちばん弱かった自分だけが残っちゃったみたいな。

玄侑　私も小学校の頃は虚弱だったんですが、中学校3年で日本脳炎になって、41〜42度の高熱が4日間続いたんです。それで体質がまったく変わりました。

土橋　昔、日本脳炎って怖い病気だったんですよね。

玄侑　だって、その年、福島県で二人がかかって、もう一人の会津の人は亡くなりましたから。私のほうはこの程度の後遺症で済んだんですが（笑）。

土橋　だから、ガンであれ、他のどんな症状であれ、**病名をつけて安心しちゃうと、本質が見えなくなる**わけで。そもそも、**病気イコール悪いものとは言えない**はずです。すべてが必然的に、その人の体の中で意味があって起こる。

玄侑　そうですね。必然ですね。

土橋　それは、長生きしたい、より良く生きたいという、生物にとっての必然性。私はこうした必然性が、病気そのものにあると思うんですね。

玄侑　現状のガン医療には、その視点が希薄ですね。

土橋　ガンの3大療法は、「ガンは異物だから排除すべきだ」という考えがベースになっていますから、どうしても敵対してしまう。自分が自分に敵対するんです。そういう考え方自体、もう限界がきているんじゃないかなと思いますね。

玄侑　ですから、安保先生の理論のほうがしっくりくる。

土橋　そうですね。生きるための必然性、ガンはそういう役割をもって現れていると理解すると、**病気という存在をもっと積極的に受け止められる**というか、受動的じゃなく、能動的、主体的に対応ができると思いますね。

玄侑　先生のお考え、近藤先生の理論と比較するとどうですか？

土橋　近藤先生は、完全にエビデンス（科学的根拠）の世界。完璧にデータを取って、データと臨床を重ね合わせて理論を組み立てておられますよね。だから、論点の違う既成の医学とは、ケンカするしかない。エビデンスをもとに主張されていますから、相手も論争しようと思ったらエビデンスで対抗するしかない。

玄侑　ガンに対するそれまでの考え方ができなくなりますから、一般のお医者さんにとっては厄介な考え方ですよね（笑）。

土橋　まあ、ほとんどの医者は無視しているんでしょうけど。

玄侑　では、安保先生は？

土橋　安保先生は臨床医ではなく研究者ですから、いまは臨床をされていませんし、必ずしもエビデンスを重視しているわけではないですよね。ミトコンドリアとか、自律神経とか、生理学的な事実をベースにしつつ、自分なりの考え方、とらえ方を展開されている感じでしょうか。事実の世界半分、意味の世界半分という気がします。

玄侑　事実だけではない？

土橋　ええ。そこがすばらしいところだと思います。私の場合、近藤先生のがんもどき理論のように、エビデンスに基づいた世界も無視はしませんが、病気のとらえ方に関しては生理学的な事実に基づかなくても、つまり、意味の世界だけでもいいと思っているんですよ。ミトコンドリアとか自律神経を持ち出さなくても、自分で病気の意味が受け止められればいい。

玄侑　なるほど。

土橋　一般の人にとっては、どう生きるかということが大事ですから、それがすべてなんです。抗ガン剤を使っていたとしても、それで治らないわけではなく、**本人のなかに能動性、自立性が生まれれば、治癒がうながされる**わけですから。

玄侑　先生は臨床というより、ほとんど患者さんの立場、ということですね。

菌を殺せばいいというわけではない

玄侑　いま、低体温の人がものすごく増えていますよね。驚くほど低いですよ。

土橋　外来でも、平熱35度台の人、多いですね。

玄侑　理想は36度5分だとか、37度だとか言われていますけれど、毛細血管がきちんと開いていないということがとても大きいと思うんですよ。毛細血管って、緊張状態の時に誰でも狭まるじゃないですか。

土橋　生きるために収縮するという、一種の反射ですよね。

玄侑　これも安保先生が書かれていたんですが、血液中を流れる赤血球の直径と毛細血管の一番細いところの直径が一緒なんですね。緊張状態になると毛細血管が閉じて、赤血球が通らなくなるようにできているという。

土橋　それはおもしろいですね。

玄侑　そうやって緊張状態になることも、生きるために必要なことなんでしょうけれども、問題はそれが続きすぎているというんですか。

土橋　そうですね。ストレスがたまるとそうなりますね。

玄侑　もう一つ、私が安保先生の理論で驚いたのは、白血球にはリンパ球と顆粒球《かりゅうきゅう》がありますね？　リンパ球が作られるのは交感神経優位の状態なんですが、活性化するのは副交感神経優位の状態だというんです。つまり、緊張状態にならないとリンパ球の数が増えないけれども、数が増えてもリラックスしないと……。

土橋　機能しない。

玄侑　そう、充分に機能しない。うまくできているよなあと思った覚えがあるんです。漢方的に言うと、気血がちゃんと体をめぐっていない。そういう交感神経優位の状態が、現代人は多すぎるんじゃないでしょうかね。

土橋　そうですね。医療の面から言うと、診断では目の前の結果だけを見て、それ以前の段階のことにはいっさい言及しない。だから、いますぐ助けないといけないという状況では力を発揮するわけですけど、そういう慢性的なストレス状態から引き起こされる病気に対しては、あまり得意じゃないと思いますね。

玄侑　ですよね。西洋医学が本当に力を発揮して、「やっぱり西洋医学だよね」と思わせたのは殺菌だったと思うんです。殺菌ということをテーマにした時、西洋医学以上のものはないと多くの人が思ったわけですけれども。

土橋　**でも、殺菌も排除の思想ですからね。**ただ殺せばいいというわけでもない。現代医学は、そこでつまずいちゃっている気がしますね。

玄侑　仏教的な話になりますけれども、私は「汚い」という言葉を２００字以内で定義せよと、講演でよく冗談を言うんです。もちろん、誰も答えませんし、笑うしかありません。**汚いってどういう意味かというと、結局「自己以外」という意味しかない**からです。

土橋　自己以外？

玄侑　たとえば、この皮膚にどれだけ菌が共生しているのか考えれば、菌が多種類ある状態がいちばん問題がないわけじゃないですか。

土橋　腸内細菌などもそうですよね。

玄侑　ええ。ところが、殺菌して2〜3種類だけ強い菌が生き残った状態にすると、すぐに皮膚病になってしまう。**菌の種類が少ないほど皮膚病になる**という、この理屈というのは、汚さというものの意味を非常に混乱させますよね。

土橋　きれいにしたことで病気になるという。

「衛生」は排除の思想

玄侑　汚さっていったい何か、ということを科学的に説明するのは不可能だと思うんです。たとえば、ピロリ菌だってそうでしょう。

土橋　ガンと一緒ですね。ピロリ菌が悪いわけではない。

玄侑　ええ。ピロリ菌って誰でも持っている常在菌ですから、ただ排除すればいいわけではない。そのピロリ菌が胃で暴れてしまう状況が、その人のなかで必ず起こったはずなわけですよ。

土橋　そうですね。

玄侑　おそらく緊張状態が続きすぎて、顆粒球が増え、自分を攻撃してしまうような状況の時に、ピロリ菌が触媒みたいな形で加担することがあるのかもしれません。その背景にこそ大きな意味があるはずなのに、ただピロリ菌のせいにしてしまう。

土橋　ピロリ菌が胃ガンの原因であると。

玄侑　まず、その発想が問題ですよね。

土橋　私の診療所でも、週一回、内視鏡検査の日があるんですけど、ピロリ菌の検査の希望がとても多いんです。

玄侑　やはり、そうですか。

土橋　意味がないのに、みんな「ピロリ、ピロリ」と言って（笑）。私が「大丈夫ですよ」と言っても、そう思って来ている患者さんの意識はなかなか変われない。

玄侑　自己以外のものはみんな汚いと思っているわけです。

土橋　ははは、そうかもしれません。

玄侑　だから、生まれてくる子供も最初はきれいですが、自我が出てくると汚い対象になる。親はその汚い子供に向かって、「下に落ちたものは汚いから食べちゃダメ」と言って教育しているんです（笑）。

土橋　いま、先生が言われたことなんですけど、いまの世の中には「衛生」という概念がありますよね。衛生的というと、日本人は間違いのない、正しい概念だと思っているわけですが、その一方で、「これからは共生の社会だ」と言っている。**共生はともに生きるということですから、衛生とは対立する概念**ですよね。

玄侑　そう。矛盾しているんですよ。

土橋　衛生的ということは、結局、悪いものを見つけて排除する発想ですから、共生が大事なら、この発想を見直さないとならないはず。こうした根本の部分から変わっていかないといけないんじゃないかなと思いますね。

玄侑　ですから、ガンに対する発想と一緒なんですよね。

土橋　そう。ガンは自分自身の中で起きている変化ですから、そこには増殖してしまった根拠があるわけです。はっきりこれだと言えないにしても、必ず根拠があるからそうなったわけで、それをちょっと考えてみればいいと思うんですけれども。

玄侑　でも、まったく考えない。

土橋　ええ。ここにも衛生という概念を適用して、治療で排除しようとする。患者さんがそういう意識ですから、排除を基本にした西洋医学と話が合っちゃうんですね。でも、排除するだけでは良くならない。思うように治せない。

玄侑　日本人の三人に一人がガンで死亡しているにもかかわらず、こういう考え方はなかなか変わりませんね。

土橋　まあ、ガンになると体と心の余裕がなくなりますから、普段から少しずつ考え方が変えていけるといいんですが。

玄侑　三人に一人と言うことは、頻度からいえばインフルエンザより高いわけでしょう？

土橋　そうですね。マーケットとしてはすごくいいマーケットなんですよ（笑）。昔は抗生剤のメーカーがよく儲かったんですけれど、いまは抗ガン剤のほうがはるかに大きいと思いますね。ものすごくビジネス的には発展している。

玄侑　右肩上がりなんでしょう。

土橋　だから、ガンがなくなったら困る人もいる。

玄侑　医療界や製薬業界がね。

土橋　だと思いますね。こういう人たちにとっては簡単に治っちゃったらダメという面もある。医者にしても、ほとんどの場合、治らないという前提で抗ガン剤を使っていますしね。

玄侑　結局、そうやって患者さんを管理するという。

土橋　ええ。そろそろ、そこから脱け出してもいいと思うんです。

玄侑　そうなってくると大事なのは……。

土橋　やはりライフスタイル、生き方ですよね。確かにこれを変えるのは難しいんですが、意識は変えられますから。そうした考え方が広がっていけば、ある瞬間に世の中の常識が、ガラッと変わる可能性もあると思っています。

同じような生活をしていても夫婦の死因は違うことが多い

玄侑　先生は心と病気の関係をよく話されますが……。

土橋　ええ、病気の本質を知るうえで無視できない、とても大事なポイントですよね。

玄侑　坊さんという仕事をやっていて、夫婦の旦那さんを見送って、その後、何年かして奥さんを見送ることがあるじゃないですか。特に農家の場合は、夫婦ってけっこう似たようなものを食べているんですね、サラリーマンと違って。

土橋　ええ。わかる気がします。

玄侑　**同じようなものを食べて、生活も一緒にしていて、でも、夫婦の死因はすごく違うんですよ。**私は何組見送ったかわかりませんが、夫婦で死因が一緒だったのは一組しかない。

土橋　それは興味深いですね。

玄侑　「この食べ物が体にいい」ということが滑稽なほど言われていますが、同じものを食べてもこれだけ病気が違う。

土橋　生活が同じでも、性格も考え方も、ストレスへの対処も全然違いますからね。……基本的に、女性のほうが強いと思われませんか？

玄侑　強いですよ、それは（笑）。

土橋　夫婦で来られる患者さんを診ていると、旦那さんは10年経つとすごく年取っちゃうんですが、奥さんは70歳でも80歳でも変わらない。それどころか、ご主人を亡くされると元気になるし、きれいになる（笑）。まったく同じ人間なのに、もともとのエネルギーが違うんじゃないかな、というほどなんです。

玄侑　それはそうでしょう、XX染色体の奇型がXY染色体ですから（笑）。

土橋　奥さんに先立たれたときに、旦那さんはすぐにダメになっちゃいますが、奥さんは「さあこれから」という、そんな強さはありますね。ガンの患者さんをたくさん看取ったことのあるドクターは、たぶん同じ経験をされていると思います。

玄侑　統計的に見ても、旦那さんを看取った奥さんの平均余命は17年、奥さんを看取った旦那の平均余命は2年だそうですよ。

土橋　ああ、これはすごいデータ。そこまでは知らなかったですけど（笑）、私の臨床での印象とピッタリ重なりますね。

玄侑　いま、福島県では仮設住宅に住んでいる人が大勢いるんですが、男の一人暮らしが一番どうしようもない。結局、部屋から一歩も出ないような状態になる人が多くて、困っているんですね。本当にコミュニケーションをやめちゃうというか、声かけをしないと生きているかどうかもわからないみたいな。

土橋　アメリカのジョークに、結婚したときに女性は男性に「この人、いまはこうだけど将来はこう変化してほしい」と思うらしいんですね。ただ、そう思うんだけれども、実際は変わらない。これに対して、男性は奥さんに「変わらないでこのままずっといてほしい」と思う。だけど、必ず変わっていくという。

玄侑　ははは。だから、「武士に二言はない」と言うでしょう？　そういう気分が男にはあって、変わり続けている現実なのに、その現実よりも前に決めたことのほうを守ろうとするわけですよ。

土橋　そこが女性に比べると不自由なところですね。だんだん現実離れしちゃうんですね。

玄侑　女の人は「この前、ああ言っていたじゃないか」と言ったって、「だって気が変わったんだもん」で済むわけでしょう（笑）。変化に自然に乗っているというか、応じるというところが女性の強さじゃないですか。

土橋　ええ。だから長生きするんだと思います。ガンにもなりにくいでしょうし。

玄侑　ちょっと男女の話に広がりすぎてしまったので、少し角度を変えましょうか。

土橋　病気と心の関係についてもお話ししたいですが、その前に、医療のあり方について、もう少し踏み込んでいきたいですね。

第2章
死と闘わない生き方とは

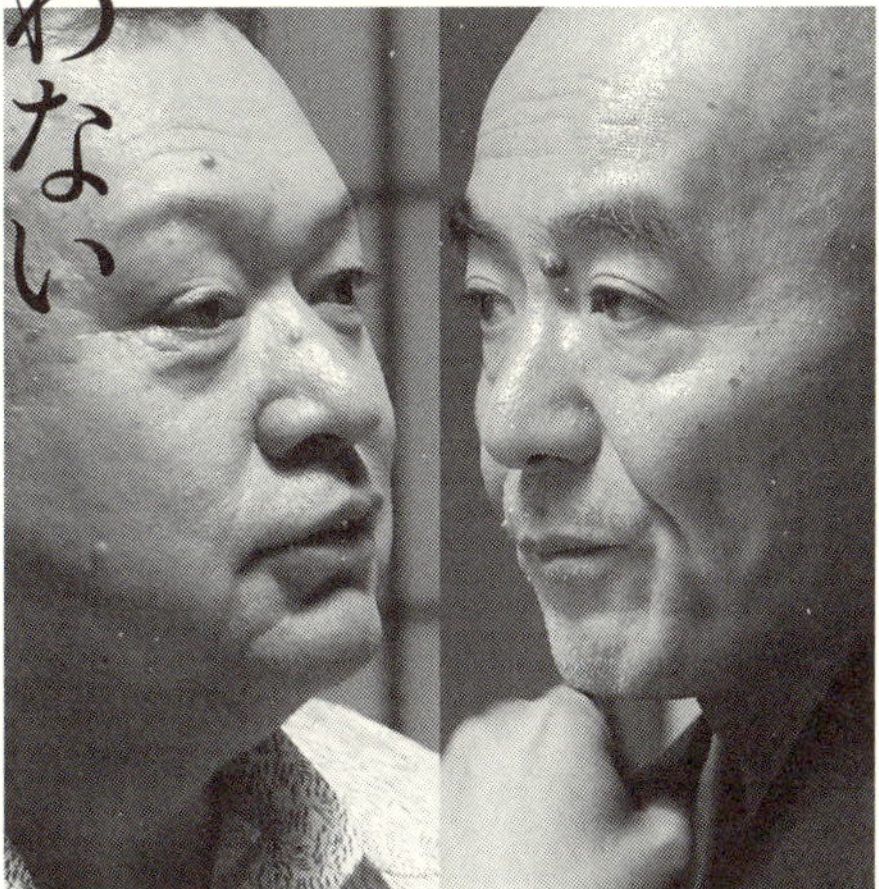

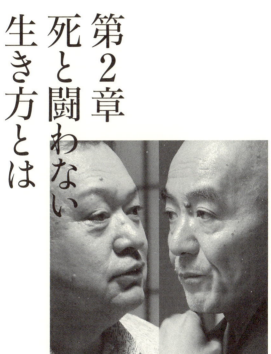

亡くなった人の生き方を聞く

玄侑　最近、亡くなった方についてのお知らせの場で医療機関や介護施設への不満を口にする人が、けっこう増えていましてね。

土橋　そういう気持ちのままでは、なかなか送り出せないですよね。

玄侑　遺族の皆さんのそうした不満も全部聞いてあげて、「確かにそういうこともあったかもしれないけれど、こんな立派な人生だったじゃないですか」とお話して……。そうじゃないと、本当に送り出せないですから。

土橋　そのへんは、私がやってきたこととよく似ていますね。

玄侑　うちのお寺では、100年以上、下手したら400年以上も付き合いがある檀家さんが何軒もあって、代々知っているわけですよ。

土橋　だったらなおさら……。

玄侑　ええ。だからまずお寺に電話が来て、「この日なら大丈夫ですよ」と日程を決め、それから葬儀屋に電話する。こうした時間的なことは一応最初に決めますが、それだけでなく、どういう人でどういう最期だったのか、ということをお寺に来ていただいて伺うわけです。趣味とか特技とか、そういうのも含めて。

土橋　ガンの人がどんな生き方をしてきたかも、いろいろとわかりますね。

玄侑　ええ。ですから、末期のガン患者さんにインタビューをしてきたという先生のお話に、すごく興味があったんです。

土橋　**過去の時間をほどいていかないかぎり、病気の原因は見えてきません**からね。

……先生のお寺では、檀家さん以外の方もお墓をつくってもらえるんですか？

玄侑　お墓ですか？　基本的にはお葬式って卒業式なので、入学しなかった人の卒業式はできないんですよ。

土橋　なるほど、ああ、入学ね（笑）。

玄侑　うちの入学試験はキツいんで（笑）。外から入る場合、毎月一回坐禅会をやっているんですけど、これに2年間無欠席で家族の誰かが通うことが条件です。遠くから通い続けた人もいますけどね。

土橋　それは、家全体が入学するということですね。たとえば、浄土真宗から臨済宗に改宗したら、転校はできるわけですか？

玄侑　ははは、転校（笑）。まあ、事情によりますけど、浄土真宗と臨済宗ではあまりにも戒名が違うんです。だから、けっこう目立ってしまいますけれど、それも歴史だと思えばね、できなくはありません。

土橋　お寺に入ることが入学としたら、死ぬということが卒業で。

玄侑　そうです。だから、位牌には「何年何月何日卒」と書きます。

土橋　卒って書くんですか。

玄侑　ええ。若くして亡くなった場合は「夭」と書きますが、50歳を過ぎたら、もういくつであれ卒業。不慮のことではないんですね。

病気を治す「薬師如来」と身心を癒す「阿弥陀如来」

土橋　最近、帯津良一先生も死をテーマに本を出したり、講演をされたりしていますし、近藤誠先生と『どうせ死ぬなら「がん」がいい』という対談本を出した中村仁一先生も、やはり死というものをテーマにお話されていますね。

玄侑　ずいぶん多くなりましたね。

土橋　**これまで医療というのは、引き戻すことが仕事だった**と思うんです。病気で死んでいく人を何とかこの世に引き戻そうとして、100%死ぬだろうという患者さんにも抗ガン剤を使ったり、延命治療をほどこしたり……。

玄侑　ええ、最期まで勝負でしたよね。

土橋　死は敗北みたいなところが、医者の中にはあって。

玄侑　**絶対勝てない相手なのに**。

土橋　そう、何とか勝とうとするんですよね。ただ、最近ではそういう原則がゆるんできていて、もっと日本的な死のあり方だとか、宗教との接点とか、そういう話がだんだん増えてきているでしょう。

玄侑　もともと仏教は、東の空に薬師如来がいて、「薬師」というのはお医者さんという意味ですから、病んだ人を治そうとする。朝日が持っている力は、物事をノーマライズする、つまり、健常な状態に戻す力があるわけなんですね。

土橋　朝日の力で治すわけですか。

玄侑　ただ、それだけではいけないんですよ。西の空には阿弥陀如来がいますが、こちらは夕日ですから、あらゆる色を含んでいて、どんな人生でも受け容れてくれる。

土橋　夕日は癒しの力なんですね。

玄侑　ええ。**病気を治す「cure《キュア》」が薬師如来であり、身心を癒す「care《ケア》」が阿弥陀如来なんです。**仏教では、この両方の価値観を初めから持っているんです。

土橋　なるほど、そんな意味があったんですね。

玄侑　たとえば、平安貴族は間もなく死ぬと思ったら、黒い服に着替えて、涅槃堂《ねはんどう》といわれる建物に入って、阿弥陀如来像の手と自分の指を五色の糸で結ぶ。そうやって、うまく浄土に連れていってくれるように祈るわけです。

土橋　治療はしないんですか？

玄侑　密教系の祈禱《きとう》をするか、あるいは陰陽師に来てもらうか。平安時代ではそれが治療行為にあたるわけですが、「もうご祈禱はいい」となったら、阿弥陀如来におすがりする。死を覚悟した時点から、阿弥陀如来を拝むというふうに変わるわけですよ。そこにはっきりと意識の転換があるんですね。

土橋　なるほど。薬師如来から阿弥陀如来へ……。

玄侑　だから、治療しているうちは勝負だったんですけれども、その先には勝負とは違う世界がある。まあ、最近は医療でもホスピスというのもできてきて、ターミナルケアという概念が生まれましたけれども、あれはもうとっくの昔にやっていることなんです、宗教の世界、とりわけ仏教の世界では。

土橋　現状の保険診療では、病気をつねに対象にするしかない。治療行為は病気に対してやるわけで、死に対するケアは普通のクリニックではしない。というよりも、制度的になかなかそこまではできないわけです。

玄侑　阿弥陀如来がいないんですね。

土橋　でもそろそろ、西洋医療の限界も見えてきている。いろいろなところで科学文明自体の問題点がはっきりしてきたわけですから、このままというわけにはいかないでしょう。

玄侑　もちろん、そうですね。

土橋　医者は病気を治すだけでなく、いちばん最後の卒業式のやり方について、つまり、死についてもっと学ぶ必要があるでしょうね。

玄侑　ええ。それで初めて生命を扱ったことになるでしょう。

土橋　先生、私は保険診療がいつかなくなる日が来ると思っているんです。

玄侑　保険診療がなくなる？

土橋　この国の力が落ちていって、財政的に成り立たなくなったらそうなるでしょう。仮にそうなった時、どういうところに人が集まってくるかとなったら、現状では困る医者も多いんじゃないですか？　**これからの時代、生と死の両方を語れる医者が必要とされてくる**んじゃないかなと思うんです。

日本人にとって死は「無くなること」ではなく「どこかへ行くこと」だった

玄侑　じつは、「**日本人って、もともと自分が死ぬとは思ってなかった**」というのが、最近の私の思いなんですよ。

土橋　死ぬと思っていなかった？

玄侑　「いのち」にかかる枕詞は「たまきはる」というんですが、「たま」は丸い魂、これがやってきて、体が張った状態が生命であると、日本ではずっと考えられてきたんです。

土橋　たまきはる、ですか。

玄侑　『万葉集』の世界では、「たまきはる」とくれば、必ず「いのち」と続くわけですよ。いのちの意味規定なんですね。「はる」というのは、春夏の春と同じ語源で膨らむという意味なので、生命力がみなぎっていく状態と言えます。

土橋　昔の人は、生きることをそう理解していたわけですね。

玄侑　ええ。びっくりすることを「たまげる」と言いますよね。魂消る、つまり、魂が出ちゃって消える、それがびっくりするということなんです。**まあ、いくつかある魂のうちの1つが**ということなんですが。

土橋　えっ、魂っていくつもあるんですか？

玄侑　日本人は、沖縄の伝承などから想像すると7個くらいあると思っていたみたいですし、ラオスに行くと32あるといいます。キリスト教圏は1つだと思っているんですけど、**世界的には1つというのは多数派じゃないんです。**

土橋　それは驚いたな。

玄侑　そもそも、『古事記』の中には「死ぬ」という言葉が出てこないんです。死にあたる言葉は「かむさる」といいますが、これは「神が避る」。さるというのは、普通の「去る」じゃなく、「避ける」という字を使う。つまり、神様がどこかにいってしまったという状態です。

土橋　それが死ぬということだったんですね。

玄侑　だから、**どこかに行ってしまったんであって、決してなくなったわけじゃないというのが、日本人の死に対する考え方。**

土橋　なるほど、それで日本人は死ぬとは思っていなかったわけですね。

玄侑　たぶん、日本のように自然が豊かな風土で暮らしていると、冬になって植物が枯れても、春になったらまた芽生えてきますよね。ああいう感じに、生命はずっと続くものだと感じられてきた。現代人が考えているような死は、存在しなかったのです。

土橋　私も、西洋と東洋、日本の違いについてお話するときに、それによく似た話をすることがありますね。どういうことかというと、西洋は狩猟や牧畜の社会ですから、動物的な社会。動物は最後は死んじゃうわけですよね。

玄侑　ええ。わかります。

土橋　一方の日本は、森と共生し、コメを育ててきた、植物的な社会。植物は季節のなかで循環しますから、動物のようには死なない。日本人の心の中に死なないという感覚があるのも、植物的だからだと思うんです。

玄侑　おそらく日本人は、大陸から仏教が入ってきたときに初めて死を意識した。「ああ、死ぬのか」と思ったんですよ。

土橋　それまでは死がなかった。「神避る」だった。

玄侑　もちろん、仏教が入ってきて以降も、そうした思いが完全になくなってしまったわけではないでしょう。どこかでずっと持っていたため、浄土教が入ってきたときに圧倒的な支持を受けて広がるんですね。
土橋　浄土教には死がない？
玄侑　ええ。だって浄土教は、浄土へ往生する、つまり、向こうの世界に往《い》って生きると言っているわけですよ。
土橋　確かに死ではないですね。日本に入ってきたのはいつ頃ですか？
玄侑　最初の導入は9世紀後半ですが、考え方が貴族たちに広まるのは『往生要集』が書かれた10世紀頃でしょう。庶民にまで広まっていくのは11世紀以降、平安末期です。時代背景が不安だったということもありますけど、「向こうへ往って生きる」という往生という考え方が、それまでの日本人の考え方にすごくしっくりきたんでしょうね。
土橋　だから爆発的に広まった。
玄侑　ああ、やっぱり死ぬわけじゃない。浄土に往って生きるんじゃないか、ということだったと思うんです。だいたい、お葬式で弔辞《ちょうじ》を聞いていても、皆死ぬと思ってないですよね。「向こうでゆっくりしてください」とか「おばあちゃんも待っていると思いますから、また仲良くやってください」とか（笑）。

土橋　当たり前のように言いますね。

玄侑　全然死ぬと思ってないだろうと言いたくなることが、じつに多い。

土橋　これがやっぱり西洋だと、死んで終わりだという。だから、生きるためには何をしてもいいみたいな発想になってくる。餌を見つけて、飢えを満たすためには何でもするみたいな。このへんはすごく対照的ですね。

自分の不完全さを教えてくれるのが病気

土橋　ところで、初期の仏教って、インドだけじゃなく、西洋や中東などの影響もかなり受けているんじゃないでしょうか？

玄侑　ええ、受けていますよ。

土橋　つまり、インドで生まれたものがそのまま来たんじゃなく、その当時の西洋の影響も受けている気がするんです。だから、死に対する考え方にしても、日本古来の考え方とはまったく違ったものが入ってきた。

玄侑　ええ。日本には、ケガレという考え方があるでしょう？　もともとケガレの「ケ」は「毛」「木」「氣」などに通じます。古代には全て「け」と訓《よ》んで、「産霊《むすび》の力」を意味しました。

土橋　産霊、ですか。

玄侑　たとえば、いまの栃木や群馬のあたりを、下野《しもつけ》、上野《こうずけ》と言いますが、あれは上下の「木の国」なんですね。毛野という言葉もありますが、当時は「木」も「毛」もほとんど同一視されています。

土橋　「ケ」がなぜ結ぶ力になるんですか？

玄侑　まあ、体の毛と同じように、とにかく自然発生するわけですね。たとえば、山の緑も気配の「気」も、どれも自然発生する。いつの間にか増殖しますよね。

土橋　なるほど。たしかに「ケ」ですね（笑）。

玄侑　いわば生命の象徴です。**日本人はこうした生命の増殖力を最も尊いと思っていたんです。**

土橋　逆に、ケが枯れることを忌み嫌って、「ケガレ」と言ったわけですね。

玄侑　そうです。ただ、自然発生するもの、つまり、いつの間にか産まれるものが尊いといっても、普通、我々にはそうした生命を産み出すことはできません。人間の場合、男女が対になって、ようやく産み出せるようになっているんです。

土橋　対になって新しい生命が産まれる。

玄侑　『古事記』の最初の5柱の神は単独で子供が作れるんですが、それ以降は、イザナミとイザナギのように、対になって初めて子供を産み出している。**神と仏にしても、まさしくそういう対の関係**なんです。

土橋　別々に存在しているわけではないんですね。

玄侑　仏教が入ってきたときに、それまでこの国でなんとなく信じられていたものが体系化され、一応、神道という形で立ち上がるんです。逆に仏が入ってこなければ、その先もずっと渾沌《こんとん》としたままだったでしょうね。

土橋　つまり、仏教によって神道という対立概念が生まれた。生命というのは、そういう対存在の中にあるわけなんですね。

玄侑　まあ、仏教で「三宝をまつる」とか言っているので、「こっちも三種の神器を作ろうか」と言って対抗していくわけですよ（笑）。

土橋　それが日本流であると。

玄侑　そうやって神と仏を対等のものとして共存させていく。そこから何かが産まれると思っているから、そういう発想になるわけですね。

土橋　そういう意味では、対になるものを認める、そうした矛盾を受け容れることが、人間らしい生き方につながってくると思うんです。

玄侑　ええ。太極図ってあるじゃないですか。右側の陰が極まってくると陽が生まれ、左側の陽が極まってくると陰が生まれる。

土橋　ああ。陰陽も対存在ですよね。

玄侑　そういう陰陽の関係のなかで、無限の生産性が獲得されるという。

土橋　病気と健康の関係もそうですね。それぞれが陰陽の関係にあるというか、足りないものを補い合っているという……。**自分の不完全さ、至らなさを教えてくれるものが病気であると**、私には感じられるんです。

玄侑　健康だけが大事なわけじゃないですよね。

土橋　病気をしながらさらに健康になっていく。一般的には、病気を敵対視して、それを克服する、闘病するといった形でとらえることが多いですが、生命の視点で考えると、どちらも必要なものであるわけです。

玄侑　まさにそうですよね。

土橋　つまり、生命が続くためには病気という異常な状況も発生する、それでより強くなっていくんです。

治そうとしない人が逆に治ってしまう

玄侑　仏教に「生死《しょうじ》」という言葉があるんですけど、それは一生に一回生まれて、一回死ぬということではないんです。生きものは、刹那刹那で生まれては死んで、生まれては死んでを、たえず繰り返しているわけですから。

土橋　細胞もそうやって生きていますからね。

玄侑　赤血球なんて、一日で5000億〜6000億も死ぬと言われています。

土橋　たくさん死んで、たくさん生まれる。

玄侑　ええ。白血球の場合、寿命が一日しかないですから、いまこの体に、昨日の朝の白血球は一つもないわけです。生まれて死んでを繰り返し、つねに入れ替わっていることが、生きているということだと自然にわかりますよね。

土橋　生死を人の一生としてとらえてしまうから、逆にわからなくなる。

玄侑　たとえば、皮膚。こうやって触っても別に大丈夫なのは、粘膜ではないからですが、それって半分死んでいるということじゃないですか。

土橋　皮膚の表面は死んでいますね（笑）。

玄侑　半分死んでいるところもあり、いま生まれてきているところもあり、それがこの体だとすると、**生死がすべていま起こっている**わけです。だから、矛盾というよりも、つねに反対のことがこの体の中で活発に起こっている。

土橋　そう考えると、対があることが生きていることの条件である気がするんですね。食べて出すのも、息を吐いて吸うのも、すべて対の関係であるわけですから。

玄侑　交感神経と副交感神経の関係など、まさにそうですよね。

土橋　生理的なものだけじゃなく、病気と自分の関係もまた関係してきますね。**ガンの人でも、闘っているうちはダメで、治そうとしない人が逆に良くなってしまう。**それは、対の世界を受け容れることだと思うんです。

玄侑　たとえば、「青空に真っ黄色なひまわりが咲いているところを思い描かないでください」と言っても、もうすでに思い描いてしまう。日本語は特にそうですが、語尾に関係なく、最初の時点でもうイメージははっきり浮かんじゃうんですよ。

土橋　たしかにそうですね。

玄侑　だとすると「ガンになりませんように」と思うことと「ガンになりますように」と思うことは、イメージとしては同じ力を持っていることになる。だから「なりませんように」と思ったって、ムダなんですね（笑）。

土橋　そういう思いの世界から、何かの瞬間に脱け出せるといいんですけどね。病気になることは、そのチャンスなのですから。

玄侑　そう。そんなことさえ思わない、というのが一番有効で。だから「長生きしたい」というのも、私に言わせれば、欲望ですよ。

土橋　その人の幸福とはあまり関係ないかもしれませんね。
玄侑　ええ。しかも、欲望で長生きはできないと思うんです。

心と体は別に考えてはいけない

土橋　人間の構造というのは、まず根本に生命があって、その生命から体も発生するし、心や精神も発生する。――私はこう考えるようになっていったんですが、通常は大本の生命のことは考えないで、心とか体だけを扱いますよね。
玄侑　生命を忘れている。
土橋　忘れていると思うんです。
玄侑　日本人って、もともと「からだ」という言葉を魂の器として使っていたんです。つまり、「からだ」だけでは、ただの「死体」。空っぽの、魂の抜けちゃったものしか「からだ」と言わなかったんです。
土橋　それは面白いですね。

玄侑　1603年に出た「日葡辞書《にっぽじしょ》」のなかに、「最近、卑語として、身体の意味で『からだ』という言葉を使うようになった」といった意味のことが書いてあります。要するに、**それまでは魂が抜けたものしか「からだ」と呼んでなかった。**

土橋　うーん、それは知らなかったなぁ。

玄侑　かつての日本では、「たましい」と「からだ」が一体になったものを「身《み》」と言ったわけですね。**生きている体は「身」だった**のです。

土橋　「からだ」も「たましい」も含めて「身」と言われたんですか？

玄侑　一緒ですね。「身ども」といえば「私」という意味でしょう。「身」という言葉そのものが、「私」なんです。

土橋　西洋医学は亡骸《なきがら》しか扱いませんから、身の世界ではないんですね。

玄侑　そうです、そうです。「ボディ」って「死体」ですから、いまでも「あそこにボディがある」といったら死体を意味します。

土橋　ボディといえば、もう心がない。心がないということは生命もない……。

玄侑　body and spirit と言いますからね。ボディに魂はないでしょう。

土橋　心というものは、徐々に重視されるようになってきましたけれども、生命、魂という表現をあまりしないですよね。生命という概念がないから、心の病とか、心が病んでいるとか、心と体が別々になるのかもしれません。

玄侑　昔の日本人が「身」という言葉を使っていたのは、心と体がつねに一体だったからでしょうね。体抜きにした心というのは、通常は考えないわけですよ。幽霊とか、生き霊とか、そういうことでしか考えませんよね。

土橋　確かに（笑）。

玄侑　**物と心という分け方もよくしますが、これも大間違いだと思う**んですね。心に関係ない物は、本来ないはずですから。

土橋　そうですね。心理学にしても体を扱わないですよね。基本的には心だけを取り出して、その働きがどうのこうのと言っている。でも、人間を扱っているとは……。

玄侑　言えませんね。わずかにユング派などの臨床心理学が、体を重視しますが……。

土橋　医学も体を診すぎているし、心理学も心を見すぎている。どちらも学問、科学ですから、パーツで見ようとする。こうした科学的思考でいくかぎり、人間そのものは理解できないんじゃないかと思いますね。

「身につける」世界を取り戻す

玄侑　仏教に唯識《ゆいしき》という学問があるんですけれども、これは深層心理を対象にしている。つまり、心理学の扱う領域になるわけですが、面白いことに、単独で学んではいけないと言われているんですよ。

土橋　単独で学べない？

玄侑　ええ。いまでいうヨガを併習しなければ、唯識を学ぶのは危険であるというんです。

土橋　唯識の対象は深層心理と言いましたが……。

玄侑　深層心理については、ユングが一派を形成して探求していることが知られますが、じつはユングは唯識に多くを学んだ人なんです。唯識でいう一番深層の「阿頼耶識《あらやしき》」が、ユングのいう集合的無意識に対応するんですね。

土橋　なるほど。この深層心理を単独で学んでは危険というわけですか。

玄侑　心と体を別々に扱ってはいけないということです。

土橋　そう考えると、科学の世界では、本当の「身」というものを学ぶ分野がないように思いますね。医学も、心理学も……。

玄侑　科学の世界ではないでしょうね。でも、日本の茶道、剣道、柔道、合気道などは、どれも身につける世界ですよね。

土橋　なるほど。

玄侑　繰り返し稽古をして、一つの動作が無意識にできるようになったとき、「身についた」と言うわけでしょう？

土橋　おお、まさに身の世界ですね！

玄侑　**身につけることで、自分の身が拡張した、世界が広がった**わけですよ。

土橋　これからの時代、日本の役割ということがよく訊《き》かれますが、西洋にない何かを補うものが、日本にある気がしますね。「道」の世界に象徴されるように、数は少ないですけれど、日本のなかに何か残っているように感じます。

玄侑　そうだと思います。

土橋　いまの日本人は、阿頼耶識を忘れてしまった。根源にある生命、すべての存在に共通した、自分の奥深くにある……。

玄侑「私」というものを外したところですね。

土橋　ええ、そういう世界があることを忘れてしまった。であるならば、その世界を取り戻していくことで、心と体のつながりも見えてくる。

玄侑　とにかく、身につけないと始まらないんですよ。

土橋　それが、ボディだけではない、マインドだけでもない、身の世界で生きていくということなんでしょうね。

玄侑　結局、「私」という存在は、あくまでも表層、大脳の前頭連合野を間借りしているようなものなんです。

土橋　なるほど、間借りですか。

玄侑　ですから、もっと根源にある脳幹部、阿頼耶識のある場所につながるには、表層の思考を離れ、流動に意識を乗せるしかない。そうすることで、ようやくかいま見ることができる程度のものだと思うんですね。

自我がなくなる体験が生き方の変化につながる

土橋　流動と言うのは……。

玄侑　たとえば、いま川の音が聞こえるでしょう？　これって意識しないと、すぐ聞こえなくなりますよね。脳は、認識できるものを概念化しようとするので、すぐにパターン認識しちゃうんです。

土橋　確かにそうですね。

玄侑　「サラサラ流れている」とか「雨がしとしと降っている」とか、言葉を思い浮かべた時点でもう実際の音は聞いてない。

土橋　その「サラサラ」や「しとしと」から離れないと、パターン認識された、概念化の世界から脱け出せない。

玄侑　ええ。その時点でもう意識は実際の川の水音から飛んじゃっているんですね。

土橋　わかる気がします。聞いていないんですね。

玄侑　たとえば、私も行ったことがあるんですが、福井県にものすごく癒される温泉があって、石原裕次郎さんももう長くはないと言われてから時々行っていたようなんですが、その温泉では、お湯が落ちる音がずっと変化し続けるんです。

土橋　ほう。

玄侑　たいがい、お湯の出る勢いや速度が一定だと、落ちる音もある種のパターンができますよね。でも、その温泉はパターン認識できないくらいたえず変化していくので、ずっとその音を聞いていられるんです。

土橋　自我意識が飛んじゃうわけですね。

玄侑　そうそう、完全な瞑想状態です。その間、何も考えてない。自我も消えるでしょうね。受け身ではありますが、その温泉ではそういう時間が持てるんです。こうした自我がなくなる体験が、生き方の変化につながるんじゃないかなという気がしますね。

土橋　それは阿頼耶識に通じるところですよね。

玄侑　阿頼耶識の「阿頼耶」は「膨大な」という意味ですから、とにかく何が入っているかわからないくらい、未知の情報が入っているわけですね。ある意味で、遺伝子と似ているんじゃないか、ということも言えますけど。

土橋　私の感覚の中では、遺伝子は受信機というか、情報をキャッチするものであって、情報そのものではない。情報をキャッチできたとき、その遺伝子が目覚めた、という表現をすると思うんです。

玄侑　生まれた時にすでにブレインストールされているソフトなんですね。

土橋　ああ、遺伝子はソフトですか。

玄侑　ほとんど基本ソフトに近いですよね。そういうすごいものを持っていながら、私たちはそれを使いこなせず、安いアプリケーションソフトを使っているわけですよ（笑）。

日本人は「魂」の存在を信じてきた

土橋　いまの日本人は、自分自身に魂が宿っているとか、生命があるとか、ふだんまったく意識せずに生きていますよね。

玄侑　ただ、死んだ後のことを考えると、無視はできなくなります。たとえば「浄土に行く」と言った場合、「何が行くのか？」と問いつめてみると、意外に答えられないんですよ。

土橋　たしかにそうですね。

玄侑　その場でよくよく考えてみると、「魂かな」って。死んで、浄土に行くことを信じている人たちは、結局、魂を認めざるを得なくなるんです。まあ、無意識に信じてしまっているところもあるでしょうが。

土橋　浄土を無意識に信じている……。

玄侑　信じているのを前提にしている、と言ったほうがいいかもしれませんが、たとえば、日本では門松を飾りますよね。門松に年神がおりてきて、そこから皆が年をもらうと言われていますが、そんな話、結局、憑依《ひょうい》と一緒じゃないですか（笑）。

土橋　ははは。神様が取り憑くわけですね。

玄侑　日本文化のあちこちに、こういう魂というものを前提にしないと成り立たない話ってたくさんあるんです。

土橋　そうしたものは、いつ頃から自覚されていたんでしょうかね。

玄侑　ベースは仏教が入ってくる前だと思いますね。仏教によっていろんな変化は起きたと思いますけど、基本的に結びの力というんですか。結びというのは、『日本書紀』などでは「産霊」と書くわけですが……。

土橋　ああ、霊を産み出す、ですね。

玄侑　むしろ産み出す霊でしょうね。それで、何かを産み出すために対を作るんですよ。

土橋　神話に出てくるカミムスビ、タカミムスビとか、あれが結びですか？

玄侑　そうそう。だから、カミムスビの神とタカミムスビの神と、アメノミナカヌシの神。その3柱が最初の神で、「独り神」なのに子供が作れるわけです。その結びの力を持っていることが、何よりも尊ばれたんですね。

土橋　それで、最初の神の後は、ペアになって結んでいく。

玄侑　そうです。対で産み出していくんです。

土橋　どちらにしても、産み出されるもの自体、生命や魂は、もともとある。それを、昔の人たちは感じてきたわけですね。

玄侑　ええ。先ほどお話しした仏教と神道もそうですが、中国で広まった儒教と道教もそう。日本ではみんな対になって定着しています。

土橋　儒教や道教も、日本人にかなりの影響を与えましたね。

玄侑　ええ。たとえば、この対談が始まる前、私は資料を忘れて一回お寺に戻ったじゃないですか。忘れて「まずいな」と思ったときの価値観は儒教的ですよね。「これでは時間が遅れるし、申し訳ないことをしたよな」と。

土橋　私はあまり気にしてませんでしたが（笑）。

玄侑　ただ、その気持ちのまま車を運転していたのでは事故を起こすかもしれないし、精神的にもよくない。ちょっとそこで発想を変えようかと。

土橋　それが道教的な……（笑）。

玄侑　そう（笑）。もう忘れちゃったものはしょうがないし、あったほうがきっとお互いにとっていいに違いないと思い直して、道教的な価値観にシフトして乗り切るという。

日本人には、この二つを行き来する柔軟さがあるんじゃないですかね。

土橋　医療でも、医者と患者さんという壁がとれ、同じ人間であるという状況が生まれたとき、今まで高かったハードルがすっと越えられます。患者さんが抱えていた問題が、思いのほか簡単に解決できてしまうんですね。

玄侑　そうですか。それもある種の産霊《むすび》ですね。

土橋　日本人と言うより、私自身のテーマがそのへんにあるんじゃないかなと思うんです。まずはどこに問題があるのか？

玄侑　その点をしっかり知るべきでしょうね。

土橋　ええ。この先で少しずつお話ししていきたいと思います。

第3章
ガンになる「性格」「生き方」がある

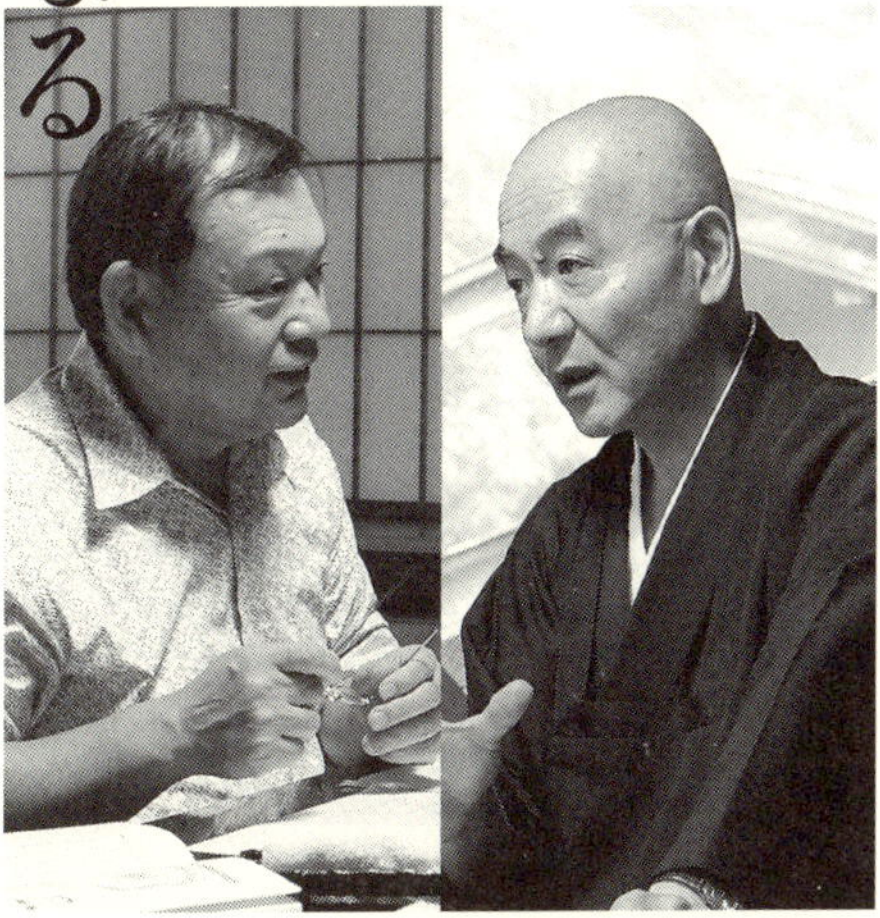

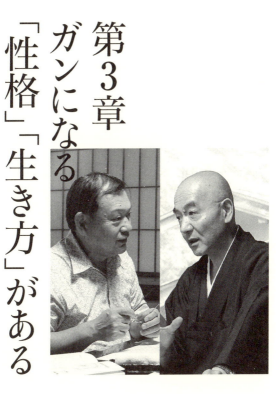

ガンは「心の病気」

玄侑　先生はガンは心の病気だとおっしゃっていますね。

土橋　はい。初めて聞く人はびっくりするかもしれませんが、**ガンは心の病気、私の解釈では、心身症の一つなんですね。**ガンになる臓器とその人の性格や生き方が対応しているという先ほどのお話も、ここに関係してくるわけで……。

玄侑　心がつくるガンは、心で治せると。

土橋　そういう要素がとても強いと思うんですね。むしろ、性格や生き方と無関係だというほうがおかしいんじゃないですかね。

玄侑　私自身、檀家さんが亡くなったときは、遺族の方にその方の生き方や性格を聞いていますから、そうした関係性は実感としてわかります。

土橋　まあ、これを知っていると知らないとでは、ガンとわかったときの心構えがかなり変わってくると思うんです。

玄侑　そもそも、先生がこうしたガンと心の関係に気づいたのは……。

土橋　帯津三敬病院ですね。経営に携わっていた和歌山の病院から離れた後、1年半ほど勤務していたことがあったんです。

玄侑　帯津三敬病院と言えば、ホリスティック医療、統合医療の総本山のようなところですね。帯津良一先生は、気功の大家としても有名です。

土橋　この病院での勤務時代、通常の診察とは別の時間を設け、ガン患者さん一人ひとりにインタビューをしていったんです。あまり形式張ったものではないですが、患者さんの過去の時間とじっくり向き合った、医者として初めての経験でした。

玄侑　過去の時間……。

土橋　それまで外科医として20年以上のキャリアがありましたが、生身の患者さんの生き方に目を向けるということは、まったくなかったですから。こうした対話を通じて初めて見えてきたものが、じつはたくさんあるんです。

玄侑　詳しくお話を伺っていく前に確認したいんですけど、ガンの手術をしますよね。それで、5年再発しなければ大丈夫と言うじゃないですか。

土橋　いわゆる「5年生存率」のことですね。

玄侑　はい。逆に5年以内にガンが再発した場合、他臓器に転移していてちょっと救いようがないと言われている。……これは本当なんですか？

土橋　5年生存率というのは、5年経ったら再発しないということではなくて、患者さんが5年生存したという実績を作ったら、治療の効果はあったと見なす考え方なんです。手術してよかったんだと。

玄侑　もう大丈夫ということではない？

土橋　そこまで再発しなかったら、とりあえず医者の責任は果たしたと。その目安が5年ということに、一応なっている（笑）。その後どうなっても、もう私たちの責任ではありませんよ、ということでもあるんですが……。

玄侑　帯津病院でインタビューした方々というのは、この5年生存率を満たしていない、要するに、現代医学からは見放された方だったわけですね？

土橋　そうですね。最初から現代医学を拒否して、民間療法でずっと頑張ってきたけれど、もうどうにもならなくなって入院されるという方と、だいたいどちらかが多かったですね。どちらにしろ、自分が末期ガンであることはわかっている方ばかりでしたから、その点はあまり気遣いする必要がない。

玄侑　だから、インタビューできた。

土橋　まあ、部屋へ行って、雑談するわけです。「仕事どうだったんですか」とか「5年前はどんなことしていたんですか」「子供の時どうだったんですか」とか。

玄侑　何気ない話として聞きながら、情報をインプットしていくわけですね。

土橋　何気なく聞きつつも、私にはちゃんと目的があったわけです。その患者さんがガンになった理由が、きっとその人の過去の時間に隠されているはずだという。

左乳ガンと右乳ガンの患者は生き方や性格がまったく違う

玄侑　どんな患者さんが多かったのですか？

土橋　当時、入院患者で最も多かったのが乳ガン、それも「がんもどき」じゃなくて、本物の乳ガンですね。

玄侑　「がんもどき」というと、その場合……。

土橋　ええ、近藤誠先生がおっしゃっている、他臓器に転移しない、放置しておいても大きくはならないガンのことですね。実際、早期発見された乳ガンであっても、経過観察するとまったく大きくならないものも多いですからね。

玄侑　でも、帯津病院での患者さんはそうではなかった？

土橋　はい。入院されていた方の多くは、他臓器転移をした本物の乳ガンですね。本物のガンというのも妙な言い方ですが。

玄侑　そうですね（笑）。

土橋　病院はこういう方ばかりでしたから、まず自分の受け持ち患者さんに絞って話を聞いていったのですが、それでも結構な数にのぼりました。乳ガンの患者さんだけでも、かなりの方にインタビューしたと思います。

玄侑　一人ひとりのヒストリーを聞いていって、何か発見はありましたか？

土橋　基本的には、皆、常識的に、まじめに生きた人です。性格的にいい加減な人は一人もいない。**ガンは頑張る人がなる病気だというのは本当です**。ただ、それ以上の特徴的なことがあったかというと、全然ない。

玄侑　なかなか手がかりがつかめなかった？

土橋　ええ。乳ガン患者さんに共通する何かがあるはずだと思って訊いていったのですが、これが見あたらない。それで、自分の仮説に無理があったのかなと思って、諦めかけたんです。「ああ、違ったな」と思って、頭が空白になる瞬間があったわけですね。その時、右の乳ガン、左の乳ガンという言葉がサーッと浮かんだんです。

玄侑　右の乳ガンと左の乳ガンで、何か違いがあるのではないかと。

土橋　なぜかそうひらめいたんですね。

玄侑　通常の医学では、そういう見方はしないでしょう？

土橋　そもそも医者は、乳ガンを左と右に分けて考えませんし、まして違いがあるなどとは思いません。でも、この視点を持つことで、それまで患者さんから聞いてきたデータがきっちり2つに分かれたんです。

玄侑　右と左で生き方や性格が違っていたということですね。

土橋　はい。自分の受け持ちの患者さん以外にも、主治医の先生の了解を得てお話を伺っていくことで、ますます確信は深まっていきました。

玄侑　もう間違いないと。

土橋　ちゃんと調べれば、誰でもわかるでしょうね。たとえば働く女性であっても、タイプがまったく違うんですよ。

玄侑　私の知り合いに漢方の医者がいるんですが、その方は姿勢と体の病気を関連させているんですね。右肩が上がっている人と左肩が上がっている人では完全に性格が違う、どちらに緊張感があるかに性格が反映されるという。

土橋　乳ガンの場合、カギはストレスですね。過去のある期間、強い肉体的ストレスを受けた人が左乳ガンに、長い期間をかけてじわじわと、精神的なストレスが蓄積されていった人が右乳ガンになりやすいんです。

玄侑　先生のお話で面白かったのは、右の乳ガンになる人は、自分がどうしてガンになったのか心当たりがない。逆に、左の乳ガンになる人は「あっ、きっとあれが原因だわ」とすぐに思い当たることがあるという点です。

土橋　そうです。右乳ガンの人のストレスは精神的なものなので、潜在化してしまって、なかなか自覚しにくいんです。一方の左乳ガンは、どこかで必ず肉体を酷使しているので、あのとき無理をしたからと思い浮かぶ。

玄侑　たしか前のご著書では、右乳ガンの人の例として、夫婦関係がうまくいっていないケースを挙げておられましたね。

土橋　右の乳ガンになる人は、自分がトップでないといられない人なんです。だから、夫に上から抑え込まれるようなことがあると、その不満が鬱積《うっせき》しやすい。

玄侑　でも、あまりストレスとは自覚してないわけですね。

土橋　ええ。内面にもやもやとたまっていく不安ですから、はっきり自覚できないことのほうが多いんでしょう。これに対して、左乳ガンの人は、誰かの下で働くことで能力を発揮する。だから、つい頑張って、肉体を酷使してしまう。

玄侑　何か激甚なストレスが、ある時期、集中的にあったと。

メンタルなストレスとフィジカルなストレス

土橋　要は過労ですよね。メンタルというよりも、フィジカルなストレスなんです。

玄侑　ただ、メンタルとフィジカルと分けておられますが、完全にメンタルから見てしまうこともできると思うんです。

土橋　というと？

玄侑　ストレスを受けやすい性格ってあると思うんです。同じことが起こっても、微弱化してしまえる人と、激甚化してしまう人と、必ず出てきますから。

土橋　それはあるでしょうね。

玄侑　起こったことが問題じゃなくて、じつは同じことをどう受け止めるのか……。

土橋　そうですね。ただ、私の場合、右の乳ガン、左の乳ガンといった目で見てわかる現象的なことに注目して、それがどうしてできたのかと発想したわけなんです。

玄侑　フィジカルを通してメンタルを見るわけですね。

土橋　左乳ガンの人の場合、誰か上司がいたほうがよくて、まじめな部下なんですよ。言われたことに思いっきり打ち込みますから、激しいこともできるわけですね。夜遅くまで働くとか、一日中それをやるというのが、自分の性に合っている。

玄侑　それは言われてやるんですか？

土橋　ええ。言われたことをやれる人なんです。だから、能力があるんです。能力もあるけれども、あまりの仕事の大きさに体が参っちゃう。

玄侑　やりすぎちゃうことで？

土橋　だから、精神的なものというよりも、どちらかというと、食べる時間もないとか、睡眠時間が少なくなったとか、休みの日はもう寝ているしかないとか、そういうフィジカル面がダメージになっちゃうんですね。

玄侑　夫婦関係の話が出ましたが、嫁姑の関係にも似たことが言えそうですね。

土橋　たとえば、親の介護には2通りあって、左乳ガンの人は介護する人が上にいるので、積極的にサポートできる。これに対して、右乳ガンの人は内心では自分が上だと思っていますから、そもそも介護に向いていない（笑）。

玄侑　かかるストレスがまったく違うわけですね。

土橋　左乳ガンの場合、患者さんに話を聞いていくと、だいたい診断される半年前にピークがあるんです。すでにガンはあったはずですが、半年前にアクセル踏むようなことがあって、そこでガンが一気に大きくなる。たとえば、仕事が急にハードになるとか……。

玄侑　ただね、いくらハードと言っても、嫌じゃなければ、あまりストレスにはならないんじゃないかと思うんですね。

土橋　左乳ガンになる人は、嫌じゃないんですよ。ただ、職場の誰かが辞めたことで仕事がグッと増えたりとか、そういう想定外にボロボロになっちゃう時期があるわけです。だから疲れてはいるけれど、好きでやっているんです。そういう頑張れる能力があるから、上も「やってくれ」というわけです。

玄侑　なるほど。

土橋　右乳ガンの人は、これとはまた別の能力があるわけですね。もっと理性的というか、理屈のことがわかる人ですから、とにかく現場を仕切ろうとする。家庭でも旦那さんをリードして、うまくコントロールしたがるわけです。

玄侑　それができないことでストレスがたまる。

土橋　両方とも能力はあるんですけれども、それが違うところに発揮されているんですね。

玄侑　もちろん、ガンにならないケースもありますね。

土橋　もちろん、もちろん。大部分はそうでしょう。

玄侑　ただ、ある一線を越えると……。

土橋　ガンが一気に大きくなる。でも、生き方の方向が少しずれていただけで、べつに何かひどい過ちを犯してガンになったわけではないんですよ。なっても治りますし、本当はあまり深刻に考えなくてもいい場合が多いんです。

肺ガンの患者は病気を怖がる人が多い

玄侑　先生は乳ガン以外の患者さんについても、いろいろと考察されていますね。なかでも私が非常に納得したのは、肺ガンの患者さんの性格ですね。彼らは、健康を気にしすぎる人だとおっしゃっていますね。

土橋　肺ガンの患者さんも、はっきりわかりますね。

玄侑　私も檀家さんを、かなりの数見送っているじゃないですか。肺ガンになった方を見ていくと、やはりそういう傾向があるんです。

土橋　肺ガンの人は、病気が怖いんですよ。

玄侑　ええ、怖いんですね。だから、肺ガンであると知らされた途端に、一気に衰えてしまう。何で急にこんなにガタガタになるんだろうというくらい……。

土橋　そうですね。そのへんはすごくわかりやすいですね。

玄侑　だから、知らされなければとも思うんです。だって、昨日まであんなに元気だったじゃないの、という話ばかりですから。

土橋　ほかのガンになる人より、すごいショックがあると思いますよ。そのショックが免疫力を落として、ガタガタになるんだと思いますね。

玄侑　肺ガンの患者さんがそういうタイプだとわかっていれば……。

土橋　ええ。食事で予防したり、運動で予防したりというのが一般的な予防ですけれども、**知識の予防、生き方の予防が大事なんですね**。

玄侑　考え方である程度予防できるというか、受け止めることができる。

土橋　恐怖心に支配されたらどうにもならないですけど、その恐怖を不安ぐらいで受け止められれば、ちょっと余裕ありますよね？

玄侑　恐怖よりはマシですね（笑）。

土橋　恐怖という最悪の状態にまでいかない、「不安な状態」を保つことが大事なんです。そのためには、ガンに対する医学的じゃない何か、自分をラクにする秘訣のようなものを持っておけば、いざという時に役立つと思いますね。

玄侑　気持ちをどう立て直すか、ということですからね。

土橋　とはいえ、ガンに対して「悪いものだから排除するしかない」という認識しかないと、なかなかこういう心の余裕がつくれません。「このまま放っておくと死んじゃう」という恐怖感が生まれてしまいますから。

玄侑　やはり、ガンに対する認識をまず変えるべきですね。

土橋　実際、放っておいてもガンはすぐには大きくなりません。「がんもどき」ではない本物のガンでも、一拍置くくらいの余裕は十分にあります。ですから、「告知されたらまず立ち止まる」ことが大事なんです。

胃ガンの患者はとにかく生真面目

玄侑　先生は本の中で、「胃ガンになる人は舌が一枚しかない」と書かれていますけれど、これも非常に納得がいくんです。

土橋　胃ガンの人は、とにかく生真面目なんですよ。

玄侑　私の感覚では、ガンに限りませんが、胃とか十二指腸を病む人と、肝臓、胆のうを病む人の性格の違いってあると思うんですね。

土橋　ああ、この二つはまったく違いますね。

玄侑　胃を病む人は、何か頼まれ事があった時に、引き受けるかどうかをとことん悩むんです。でも、肝臓を病む人は、とりあえず引き受けちゃう。引き受けちゃってから悩む人というのが、肝臓、胆のうにくるような気がします。

土橋　それは、胃の病気、肝臓の病気全般の傾向ということですね。

玄侑　ええ。ストレスがどっちに行くかという問題でしょうから、ガンも他の病気も同じじゃないかという気はするんですけど。

土橋　私が診てきたのはガンの患者さんが中心ですが、胃、十二指腸を病む方というのは、確かに何事も真面目に取り組まれますね。言われたことに対して、平均以上に真面目に取り組む。それでバランス崩しちゃうところがある。

玄侑　肝臓系も、責任感のある人だと思うんです。ただ、サービス精神もあるので、細かい分析もせず、とにかく引き受けてしまおうとする。

土橋　最初にお話がありましたが、胆のうを患う人にはけっこうユーモアのある人が多かったと思いますね。そういう話のやりとりができるみたいな。

玄侑　やはり、サービス精神があるんでしょう。

土橋　それはよくわかりますね。

玄侑　後で悩むにせよ、まず何とかしたいから引き受けて、しかも、持ち前のユーモアセンスでそういう自分を盛り立てることもできる。

土橋　そうですね。怒りもあるかもしれないですけれども、相手のことを理解し、気遣うみたいなところがありますね。でも、胃、十二指腸の場合は余裕がない。相手にどうのというよりも、自分が一杯一杯になっちゃって。

凛としている人が多いすい臓ガン

玄侑　すい臓のガンになる人のお話も、非常に納得できたんですけれども。

土橋　これも相当な確率で当たりますよ（笑）。

玄侑　本の中で「弱音をはかず、最後まで凛としている。芯が強い」というふうに書かれていましたけど、本当にそう思いますね。私の檀家さんにもすい頭部のガンの方が多数いますけど、やはり凛としていて、公の意識が強い。

土橋　そうでしょう。思い当たる人も多いと思いますよ。

玄侑　昭和天皇がすい臓を病んだのも、もう典型的なことですね。侍従長でさえ、昭和天皇がまどろんでいるのを見たことがないというんです。

土橋　ご苦労の多かった方でしょうからね。

玄侑　だから、人がいればつねに手を振る。あのストレスというのは、慣れているとはいえ、大変なものだったと思うんですね。

土橋　すい臓ガンの人は、亡くなるってわかったら、葬式の準備をして終わるような人ですよ。とにかく立派な最期なんです。

玄侑　お葬式のお知らせするリストまで持っている（笑）。本当に私の印象もすごく重なるんです。

土橋　やれることは、生きている間に全部やって、家族に迷惑かけないようにちゃんとするという、そういうタイプですね。

玄侑　まさにそうです。

土橋　本人がそういう最期を希望しているので、泣き言を言わない、弱音なんか吐かない。すい臓ガンの患者さんを診ていると、そういう人生を送ってきたんだな、というのがよくわかりますよ。

ガンを放置していても元気な人がいる

玄侑　じつは、私の女房の兄がいまガンにかかっていまして。昔、胃ガンで亡くなられた逸見政孝さんという方がいたでしょう。もし切るとしたらあの方ぐらいの大手術が必要なくらい、あちこちに転移しているというんです。

土橋　それで治療は？

玄侑　ただ、もうとにかく手術はいやだと。

土橋　そんな状態で治療をしていないんですか？

玄侑　ええ。ほとんど放置なんです。それでまだ元気なんですよ（笑）。

土橋　それはじつに興味深い症例ですね（笑）。診断を受けたのはいつですか？

玄侑　このままほうっておくと1年と言われたのが、2年以上前ですね。でも、食欲はあるし、それからずっと元気なんですよ。

土橋　化学療法もやってない？

玄侑　やってないです。

土橋　もうどうなってもいいという感じなんでしょうか。

玄侑　もともとは臆病というか、とにかく切られるのがいやだと。それでそういう治療はいっさい受けないと宣言して、にもかかわらず、医者が言っていたよりもはるかに長生きしている。今後もどうなるんだろうというぐらい不思議な状態ですね。

土橋　こういう方って、時々いるんですよね。一般的には化学療法をすすめられるはずですが、なぜ受けないんですか？　切ることと違いますよね、抗ガン剤は。

玄侑　とにかく、いやみたいなんです。

土橋　まさに放置療法ですね（笑）。

玄侑　そもそも、そういう状態で化学療法ってありえますか？

土橋　いまの医療ではありえますね。抗ガン剤には、大きく分けて三つの使い方があるんです。一つは、手術する前に抗ガン剤を使って、小さくしてから取りましょうというもの。もう一つは、手術して取ったけれども、まだ残っているかもしれないから、画像も数値も問題ないけれど、予防的にやりましょうというもの。

玄侑　なるほど。あともう一つは？

土橋　じつは、この三つ目が問題なんです。最初の二つは、私もしょうがないなと思うところがあるんですけれども、これは手術できない、手術しても再発してどうにもできないという患者さんに、抗ガン剤を使おうというものだからです。

玄侑　抗ガン剤をとりあえず使っている。要は、何もしないわけにいかない、ということですね。

土橋　ええ、医者だけの問題というよりも、それでは家族も納得しない、だからやってみましょう、ということで話が収まるわけです。

玄侑　まあ、そうなんでしょうね。

効かないとわかっていながら抗ガン剤を使うケースが多い

土橋　こういうケースって医療現場では本当によくあるんですが、正直、**抗ガン剤で治したという経験がある医者はいない**と思うんですね。

玄侑　全然、ですか？

土橋　悪性リンパ腫の一部や精巣の腫瘍とかはあるかもしれませんが、いわゆるおなじみのガンに関しては、いないでしょうね。

玄侑　だけど、使ってしまう。

土橋　そもそも、医者であれば、この患者さんは１００％亡くなるだろうということは、言わないだけで直観的にわかるんですね。でも、患者さんやそのご家族は、藁《わら》にもすがる気持ちで「お願いします」と言ってくるわけです。

玄侑　何とかしなければならない空気があると。

土橋　その際の選択肢が、抗ガン剤なんです。もちろん、まだそこまで悪化していない患者さんだったら、ちゃんと目的を持って使用することもありえます。「抗ガン剤で小さくしてから手術をしましょう」だったら、患者さんも同意しやすい。「残っているからやりましょう」というのも、そんなに大きいズレはない。

玄侑　ただ、それだってものすごく免疫力が落ちちゃうんじゃないですか？

土橋　落ちますけれども、百歩譲って、問題あるのは最後の一つだと思うんです。ここに問題があることを理解しないと、最初の二つもクリアできない。抗ガン剤を選択しない、というところまでいかないように思うんです。

玄侑　そこには、本人も家族も誤解があるわけですね。

土橋　医者はもうダメなんだけど使う。それは医者の中では常識なんですけれども、患者さんや家族の方にとっては常識じゃないわけですよね。にもかかわらず、当たり前に行なわれている。お金もたくさん使われている。

玄侑　無抵抗で降参するのがいやなんでしょう、家族としては。

土橋　できるだけのことをやってあげたいという気持ちなんでしょうね。やるだけのことをやったけどダメだったという、そういう満足を得たいというような。

玄侑　心の要素がとても大きいですよね。

土橋　医者は臆病なので、こういう空気に簡単に負けてしまうんです。**だから、まず患者さんの意識が変わっていくことが、医療を変える近道**なんですよ。

ガンによって生き方が変わったとき、ガンが治る

玄侑　ガンで亡くなる人が後を絶たない一方で、先生もお書きになっているように、逆になぜか治ってしまったという人もいるわけじゃないですか。

土橋　実際、ずいぶんいますよ。

郵便はがき

料金受取人払郵便

麹町局承認

176

差出有効期間
平成29年3月10日
（切手不要）

102-8790

209

東京都千代田区平河町2−16−1
平河町森タワー11F

Discover ディスカヴァー 行

お買い求めいただいた書籍に関連するディスカヴァーの本

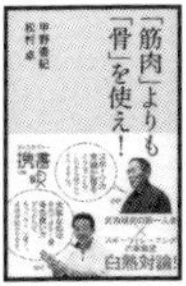

「筋肉」よりも「骨」を使え!

甲野善紀,松村卓　1000円(税別)

武術研究の第一人者・甲野善紀とスポーツトレーニングの革命児・松村卓が、かつてない革新的な「身体の使い方」を提唱する対談。骨の使い方がわかれば、ラクに早く身体が動かせます。

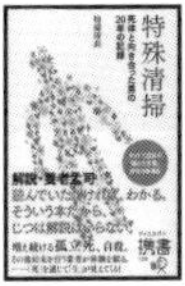

特殊清掃

特掃隊長　1000円(税別)

遺体痕処理や遺品処理を行う「特殊清掃」の生々しい仕事の記録。増え続ける孤立死、自殺。死を通じて見えてくる「生」のさまざまな形は、読者を不思議な感動に誘う。

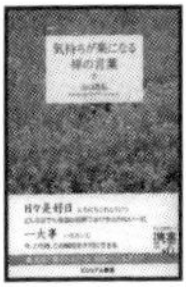

気持ちが楽になる禅の言葉

山口昌弘　1200円(税別)

「日々是好日」など禅の言葉をわかりやすく解説。気持ちがすっとします。添えられているのは、どこでも見られる雑草の写真ですが、なぜか心が引かれて見飽きることがありません。

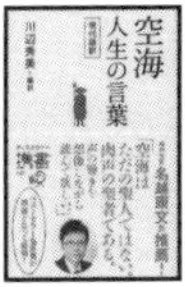

空海　人生の言葉

川辺秀美　1000円(税別)

1200年の時を超え、今なお私たちの人生を照らす弘法大師の名言集。
「稲妻のような一瞬の生涯を駆け抜けて、私たちはみな独りで生まれ、一人で死んでゆく」

ディスカヴァー会員募集中

特典
- 会員限定セールのご案内
- イベント優先申込み
- サイト限定アイテムの購入
- お得で役立つ情報満載の会員限定メルマガ「Discover Pick Up」

詳しくはウェブサイトから!
http://www.d21.co.jp
ツイッター @discover21
Facebook公式ページ
https://www.facebook.com/Discover21jp

イベント情報を知りたい方は裏面にメールアドレスをお書きください。

1641　携書　医師と僧侶が語る死と闘わない生き方　愛読者カード

◆ 本書をお求めいただきありがとうございます。ご返信いただいた方の中から、抽選で毎月５名様に**オリジナル賞品をプレゼント！**
◆ **メールアドレスをご記入いただいた方には、**新刊情報やイベント情報のメールマガジンをお届けいたします。

フリガナ お名前	男 女	西暦　　年　月　日生　歳
E-mail　　　　@		
ご住所　（〒　　－　　） 都道 府県　　市区 郡 電話　　（　　）		
ご職業　1 会社員　2 公務員　3 自営業　4 経営者 5 専業主婦・主夫 6 学生（小・中・高・大・その他）7 パート・アルバイト　8 その他（　　）		
本書をどこで購入されましたか？　書店名：		
本書についてのご意見・ご感想をおきかせください ご意見ご感想は小社のWebサイトからも送信いただけます。http://www.d21.co.jp/contact/personal ご感想を匿名で広告等に掲載させていただくことがございます。ご了承ください。 なお、いただいた情報が上記の小社の目的以外に使用されることはありません。		

このハガキで小社の書籍をご注文いただけます。
・**個人の方：**ご注文頂いた書籍は、ブックサービス（株）より１週間前後でお届けいたします。
代金は**「税込価格＋手数料」**をお届けの際にお支払いください。
（手数料は、税込価格が合計で１５００円未満の場合は５３０円、以上の場合は２３０円です）
・**法人の方：**30冊以上で特別割引をご用意しております。お電話でお問い合わせください。

◇**ご注文**はこちらにお願いします◇

ご注文の書籍名	本体価格	冊数

電話：03-3237-8321　FAX：03-3237-8323　URL：http://www.d21.co.jp

玄侑　こういう患者さんはいろんなことを試されますから、結局、何が効いたのかわからないということが多いと思うんですが。

土橋　いや、**そうした治療によって治ったわけじゃない**と、私は思いますね。

玄侑　というと?

土橋　治った患者さんを見ていると、まずどこかで心の変化があって、とにかく何かやってみようとか、もうなるようになれとか、気持ちが能動的になるんです。

玄侑　ああ、開き直るわけですね。

土橋　そういうスイッチが入ることで、自分以外のもののコントロールから外れますよね。その瞬間、生き方が変わるんです。

玄侑　なるほど、それが先ほどのヒストリーの話につながってくると。

土橋　無理に開き直ろうとしても開き直れない難しさはありますが、治った人は何らかの形でそのスイッチを押していますね。結局、ガンになることの必然性というのは、そこにあるんじゃないかと思うんです。

玄侑　ガンになることで初めてスイッチが押せたわけですね。

土橋　いままで誰かの支配の下にずっといて、そのなかでいろいろなストレスがあった。それを何とかしたいと感じながらも、思うように変えられなかった。結果的に、それがガンの発病につながっていたと思うんですね。

玄侑　病になるにはなるだけのヒストリーがある。だから治すためには、まずそれを切り替える必要があるということですね。

土橋　なぜか治っちゃう人は、結果的にそれができている。本人がそれを自覚できているかどうかはともかく……。

玄侑　別な言い方をすると、日常のストレスが体のどこに行ってしまうのか？　ある臓器にストレスが集中し、ガンが現れるのは、そこにその人のヒストリー、性格が関与しているからだ、というのが先生の考えですよね。

土橋　そうですね。やはり弱いところに発生すると思うんです。

玄侑　そこに個性があるわけですね。

土橋　ヒストリーということで言えば、ガン細胞が大きくなるまで20年近くかかるという話もありますから、それは単純な物語ではありません。診断される前、少なくとも

10年ぐらいは見てみる必要があると思うんですね。

玄侑　そうですね。

土橋　それまで歩んできたヒストリーのなかに、あるいは、ふだんやっていることのなかに、何かヒントがあるんじゃないか？　そういう仮説を自分の中で立てたんですが、エビデンス（科学的な根拠）は何もありませんからね（笑）。

玄侑　出せるものではないでしょう。

土橋　科学的思考も大事ですが、それがすべてではない。自分で経験し、調べるしかないものも無数にあります。数字や画像にとらわれていると、大事なものを見落としてしまいます。

玄侑　とはいえ、普通の保険診療のなかでは難しいですね。

土橋　訊く時間がもったいないですよね。検査とか投薬とか、まず保険点数に変わることをやっていかなければなりませんから、そういうことはどうしてもおろそかになる。私自身、外科医をやっている時はそうでした。（帯津病院で）自由にその時間がもらえたので、一人一人細かく訊いていけたんですね。

病気を排除しようとする思いが治癒を妨げる

土橋　ただ、帯津病院は統合医療、代替療法の総本山のような病院だったんですけど、そうした治療で患者さんが助けられているかというと、そうでもない。そもそも治らない患者さんがやって来るわけですから……。

玄侑　統合医療だからいいというものでもない？

土橋　治りたい治りたいと思ってやってくるわけですから、考えそのものはまったく変わってないんですよ。それどころか、現代医学ではダメだと思うことで、もとにある考えがもっと前面に出てくることも多いんです。

玄侑　もとにある考え？

土橋　要は、ガンをなんとか排除しようという……。統合医療を選ぶ人は、なるべく自然に、副作用がないように排除したいと思うわけですね（笑）。

玄侑　なるほど。

土橋　それは「何とか治りたい」という強い思いでもあるわけですが、注意しなければならないのは、**そういう思いが強いほうが治癒が進むわけではない**ということです。むしろ、そういう思いが治癒を妨げることが多い。
玄侑　病気を排除しよう、そうやって悪いものを取り除こうとするところに、そもそも問題があるのではないかということですね。
土橋　じつは、ここが一番大きな問題なんです。
玄侑　そうですね。
土橋　ガンが治らない理由も、なぜか治ってしまう理由も、カギはこの言葉の中に隠されているかもしれません。
玄侑　その点をもう少し掘り下げていきましょう。

第4章
医療の仕組みがこわれる時

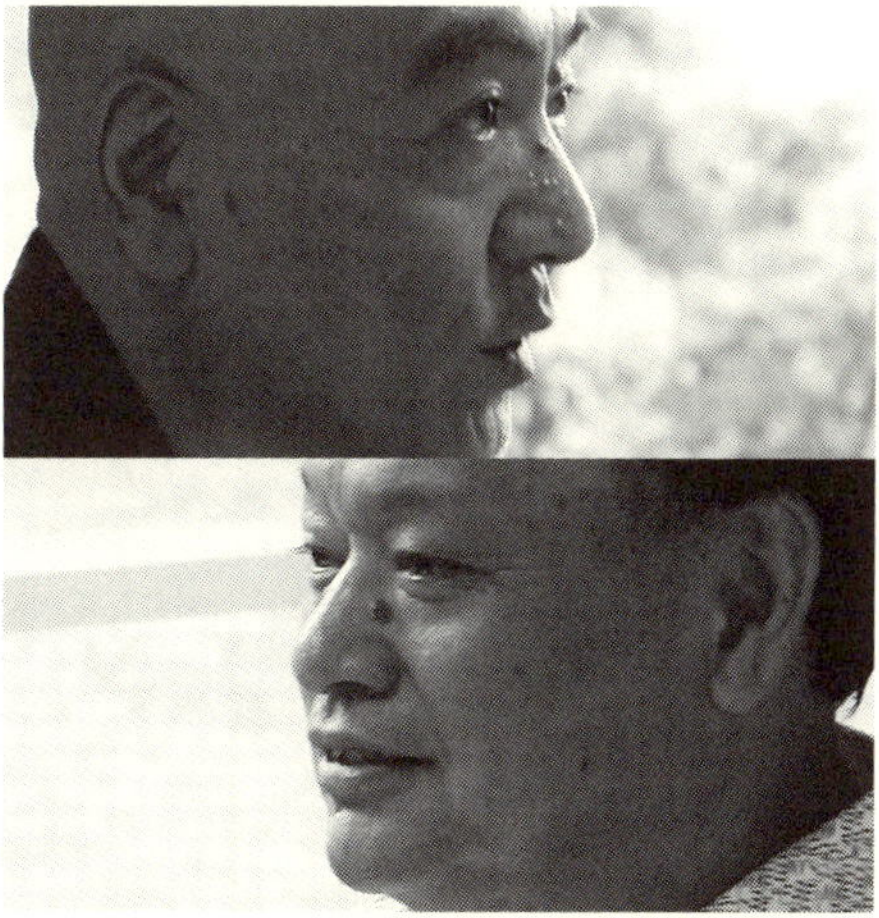

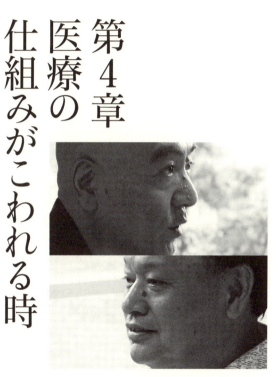

「山分けシステム」の中にいる医者は患者のことなど考えていない

土橋　外科医として患者さんのからだを扱ってきて、それなりの経験も積んできて、普通はそれで終わるはずなのに、私はなぜそういう世界にとどまれなかったのか？……ふと不思議に思うことがあるんです。

玄侑　普通のお医者さんがメンタルのことを考えないのは、意識しすぎると仕事にならないからですよ。

土橋　まあ、そうでしょうね。

玄侑　そもそも、メンタルばかり意識していたら、外科医は務まらないでしょう？

土橋　いや、私の場合、いまも手術はできるんです。外科的なところに問題を感じて離れたわけじゃないですから。私が問題を感じたのは、いまの医療の仕組みです。患者さんに、病気とはどういうものか？　なぜガンになるのか？　肝心なことを伝えずにやっている、そこに大きな疑問を感じたんです。

玄侑　それで、病気と心の関係を調べるようになった。

土橋　ええ。こういう話をすると嫌がる人が多いんですが、医者の背後には、国や厚労省、それを支える製薬メーカー、さらには国際的なオイルビジネスと、利益を循環させる「山分けシステム」が存在しています。

玄侑　お医者さんもそのシステムに守られているわけですね。

土橋　そう、「患者さんのため」と言いながら、自分たちは安全な枠の中にいる。国はシステムを維持するために存在しているようなものですから、実際のところ、患者さんのことなんて何も考えていないんですね。

玄侑　先生はそれが嫌になった？

土橋　だって、人生は、とりあえず一度しかないわけですよね（笑）。こういう山分けの構造がわかったら、そこにはいられないでしょう？

玄侑　それで、患者さんがいる側に移った？

土橋　完全に移ったわけじゃないですね。いまも医者をしていますから、出たり入ったりしているわけです。

玄侑　出たり入ったり……。

土橋　でも、疑問を持つようになった頃は、システムの中にいることがたまらなく嫌になっていました。何のために医者をしているんだろうと……。なにしろ、山分けシステムの中では患者さんは国民じゃないわけですから。

玄侑　医者は国民だけれど、患者は国民じゃないと。

土橋　医者は患者さんを気にしないんですよ。自分の手術で亡くなったら困りますけど、そうでなければ生きていても死んでしまってもそれほど責任を感じない。国のシステムに従うことが、まず大事なんですね。

玄侑　前の立場では言えないこともあるんじゃないですか？

土橋　そうですね。システムのなかでは、医者どうしでトラブルを起こさないことがまず大事なんです。患者さんのためになることであっても、他の先生の立場が悪くなるようなことは言わない、そういう仲間意識がすごくある。

玄侑　それはわかる気がします。

土橋　まあ、このへんはどの業界も同じかもしれませんが……。

玄侑　いや、教育現場なんかは、もっとひどいかもしれないですよ。

土橋　ああ。学校の先生も大変でしょうね。子供のことを本当に思ったら、なかなかやっていけないんじゃないですか？

玄侑　親のモンスター化もすごいですし、山分けシステムの中にいるわけでもないですから、ある意味、お医者さんより大変でしょう。

手術の達成感よりも大きかった患者さんからの言葉

土橋　ある弁護士さんに聞いたんですが、大阪でこれまで2回、刑務所が火事になったことがあるようなんです。火事になると、死刑囚でもいったん牢屋から逃がしますよね？　でも、2回とも帰ってきたらしいんです。

玄侑　そういう話は多いですね。

土橋　その弁護士さんによると、死刑を宣告されることで真人間になる人が多いそうです。

玄侑　明治29年にあった明治三陸大津波でも、震源地近くの刑務所の囚人は全員戻ってきたと言われています。しかも、何日後の何時にという約束の通りに。遅刻した人が一人だけいたという話ですが……（笑）。

土橋　真人間になった人を死刑にするという、矛盾のようなものを感じますね。

玄侑　その一方で、死刑があったから真人間になれたという意見も、同じ強さで存在している。死刑の問題は難しいですね。

土橋　帯津病院に勤務する前のことなんですが、私に大きな影響を与えた患者さんが二人いるんです。すでに医療に対する疑問を感じていた頃で、いろいろと思うことで、考え方の根本は変わっていたんですが……。

玄侑　でも、まだやめてはいなかった？

土橋　家族のこともあり、迷っていた時期ですよね。その時に出会った患者さんというのは、一人は肝硬変の末期、もう一人はやはり大腸ガンの末期で、二人とも自分が死ぬことがわかっていたんですが、気持ちがとても明るくてね。

玄侑　ええ。

土橋　診療とは別に、患者さんと二人だけで毎日1～2時間ほど話をしていたんですが、亡くなる前、二人から「先生に会えてよかった」と言ってもらえたんです。

玄侑　それは衝撃だったでしょう。

土橋　衝撃でした。正直、手術の達成感よりもずっと大きかった。絶対に死ぬとわかっている人に、「よかった」と言ってもらえたわけですから。医者になってよかったと、そのとき心底思えましたね。

玄侑　意識の変化はありましたか？

土橋　手術が成功する喜びというのは、結局、自我の世界の喜びだったんだと感じました。まあ、自分に酔っていたんです。医者の仕事をしながら、患者さんの側にまったく立っていなかったんですね。

玄侑　私が初めてお目にかかった頃は？

土橋　その後のことです。その時は、ガン患者さんへのインタビューも一段落していましたし、もう意識が完全に切り替わっていました。あの対談の最後、先生が私のことを「阿弥陀如来のような顔をしている」とおっしゃっていたのを覚えていますか？

玄侑　ははは。そんなことを言いましたか（笑）。

土橋　あの頃は、いまよりも髪を短くしていて、仏像みたいな雰囲気だったのかもしれませんが……（笑）。でも、すごく印象に残っていますね。
玄侑　私も、先生のお話はすごく印象に残りましたよ。

医療はもともとお布施で成り立っていた

土橋　医療の問題をあれこれ言いましたが、私の場合、いまの医療をことさら否定するつもりもないんです。医者も傷つけず、患者さんも傷つけず……。同じ人間ですからね、そうではない、もっと違う道があるはずだと感じるんです。
玄侑　行ったり来たり、とおっしゃっていましたね。
土橋　ええ。「保険診療が必要だ、薬が必要だ」という人にも、「いまの医療は間違っている、ノーだ」という人にも対応できるような……。どちらの側にも立つことができる、自在な医者になりたいですね。
玄侑　日本の仏教は、はじめからそういう立場だったんですよ。公の部分は持っていましたが、インドやミャンマー、タイなどの仏教（上座部仏教）とは違って、結婚もし、肉も食べ、大衆の側に溶け込んでいましたから。
土橋　出たり入ったりだったんですね。
玄侑　日本の仏教はそういう形で発展してきましたね。
土橋　医者はなかなかそれができないんですよ。病院では患者さんと話せても、プライベートの自分をあまり見られたくないところがある。スーパーで患者さんと会うと、思わず顔を隠しちゃうようなね（笑）。
玄侑　あまり知られていませんが、医療はもともとお布施で成り立っていたんです。医療も教育も、もちろん宗教も、江戸時代まではお金を支払う側が額を決めていた。
土橋　ほう。初めて聞きました。
玄侑　いわゆる「盆暮れの付け届け」というものだったわけです。
土橋　なるほど。
玄侑　寺子屋なんかでも、一応、「年間でこれくらいの米で」という相場は決まっていましたが、無理な人には出させなかった。それが明治になって、学費や医療費という考え方が西欧から流入し、この仕組みが崩れたんです。

土橋　いまの医療の仕組みができていくわけですね。

玄侑　本来ならば、支払う側が価値を決められたんです。医療の場合は、患者さんですね。この違いは大きいですよ。相手の決めた価格があると、どうしても値切りたいという気持ちが起きるでしょう？　医療や教育が、そうして経済原理の中に組み込まれていったんです。

土橋　宗教の世界だけにお布施が残ったんですね。

玄侑　そこを何とか守りたいと思っていましてね。いまもお布施はかろうじて残っていますが、一方で、お布施の額を決めようという葬儀屋のチェーン店の動きもあるんです。私はそれに大反対なんです。

土橋　すべてが経済原理。

玄侑　額が高かろうが安かろうが、決めるということ自体に大反対ですね。彼らは何もわかっていないんですよ。結局、儲けるためのシステムを作りたいだけなんです。

土橋　システムの中にすべて取り込まれてしまう。

玄侑　そうです。そうなれば、もはや宗教行為ではありません。

医学は本来、科学には収まりきれない

玄侑　もう5～6年も前、先生の処女作である『ガンをつくる心　治す心』（主婦と生活社）に、推薦文を書かせていただきましたよね。
土橋　その節は、本当にありがとうございました。
玄侑　いま読み返してみると、そのなかに「土橋先生は、現代医学にとってのガリレオかもしれない」という一節があるんです。
土橋　ええ、おぼえています。
玄侑　医学というものは、肉体だけでなく、心だけでもなく、「身心」という全体を扱うわけですから、本当は科学には収まりきれないはずですが、いまは多くの人が科学というものに固執しているわけでしょう？
土橋　そうです。だから、心のほうが切り捨てられてしまうんです。

玄侑　ガリレオの時代の教会が宗教的見解に固執していたように、いまは科学としての医学に固執してしまっている。

土橋　その切り捨ててしまったもののなかに、じつはその人にとって大事な答えが隠されていると思うんです。私自身、ずっとそれを切り捨ててやってきましたから、他の医者を簡単には批判できませんけれども。

玄侑　ここに至る過程には、いろいろな葛藤があったでしょう。対談の冒頭で伺いましたが、もともと外科医だったわけですよね？

土橋　はい。地方の医科大学を普通に卒業して、外科の教室に入って。

玄侑　外科を志したのは？

土橋　外科に入るということは、手術ができるようになるというのが第一の目的で。先輩に手取り足取り教えてもらいながら、だんだん技術を身につけていくんです。昔はそういうシステムだったんですね。

玄侑　いわゆる医局というね。

土橋　そう、医局という、徒弟制度というか、家族的なつながりのなかで修業する、いまとは違った、古いですけどいい習慣があった時代で。ただ、皆と同じことをやっていると、埋もれちゃいますから。

玄侑　埋もれるのが嫌だった？

土橋　ええ。その他大勢、その中の一人になるのが嫌だったんですね（笑）。絶対負けないぞ、もう勝負するんだという思いがあったんです。それははっきり覚えていますね。

玄侑　医学部に入った最初からそうだったんですか？

土橋　医学部へ行く前は、世の中のために、患者さんのためにという純粋な心を、私も含め皆持っていると思うんですけれど、医学部の6年間で変わっていくんです。先ほどもお話ししたように、患者さんのことはあまり考えなくなる。

玄侑　国の制度に合った人間に変わっていくわけですね。

土橋　ただ、「その他大勢になりたくない」という強い思いがあると、それはそれで、いろいろチャンスに恵まれるんですね。私の場合、研修3年目に、他の先輩を差し置いて東京の大きな病院へ勉強に行けたんです。

玄侑　見込まれたわけですね。

土橋　ダメもとで教授に、「出してほしい」と言ったんです。普通だったら「ノー」なのですが、なぜかオーケーが出て。東京女子医科大消化器病センターに食道ガンの勉強に行くことができたのですが、そこで幸運にも「食道静脈瘤内視鏡的栓塞療法」という新しい治療法を学ぶことができたんです。

内視鏡と自分が一体になる職人的な世界

玄侑　当時は、めずらしい治療法だったわけですよね？

土橋　はい。たしかまだ女子医大での症例が7例ぐらいだったんですね。この治療法が初めて行なわれたのは1979年で、これが世界で1例目。何か直観的なものがあって、「これからはこれだな！」と思ったんです。

玄侑　そこにはどのくらいいたんですか。

土橋　3ヶ月ぐらいですかね。自由な身ですから、オペ室に行って、手術を見学して。私の場合、そうやって見学しながら、やっていることを一つ一つ写真を撮るみたいな感じにおぼえていけるんです。

玄侑　それはすごい。ある種の特殊技能ですね。

土橋　写真を撮って、頭のなかにストックしていくわけですから、後はそれを取り出すだけでいい。手術のイメージがまだ何もしていない段階で出来上がっちゃうんで、実際にやるのはさほど難しくないんです。

玄侑　たしか西日本で初めてだったんですよね。

土橋　はい。西日本では誰もやってなかった治療法でしたから、おかげで私がその1例目を手がけることができました。

玄侑　それは和歌山に戻ってから？

土橋　そう。西日本で誰もやっていない新しい治療法を、医局で一番下の、研修が終わって入局1年目でやれたという、いまから思うとありえないことが起きたんですね。

玄侑　そのコースを進んでいこうと、その時に思って？

土橋　思いました。自分の専門分野にしようと思って。医学部を出て3年目で、この治療法の第一人者になっちゃったんですね。

玄侑　じつはうちの女房の胆のうが腫れて、やはり内視鏡を使って手術してもらったんですが、その先生は道具を自分の手に合うように特別に発注しているんです。すごくうまい先生で、技術を極めようと思うとここまでいくんだなという感じがすごくしましたね。

土橋　技術的なことで言ったら、内視鏡という道具と自分自身が一体にならないとダメなんです。それで思うように操作していく……。

玄侑　まさに職人の世界ですね。

土橋　操作というよりイメージの世界に入るわけですが、頭なんか使ってないんです。内視鏡で観察された像を見ながら、勝手に手が動いていくわけですね。

玄侑　20代はこの治療法に明け暮れた？

土橋　はい。その後10年ほどやるわけですけれども、正直、飽きてきちゃいまして。誰もやっていないといったって、10年経ったら皆やれるようになりますから、そうなるともう嫌になっちゃうんですね（笑）。

玄侑　そこで、今度は腹腔鏡の手術に入るわけですね？

土橋　ええ。「腹腔鏡下胆のう摘出術」と言うんですが、これを始めたのが１９９１年ですね。今度は自治医大に行って、そこで教えてもらいました。

玄侑　あ、女房が受けた手術はそれですね。これまた当時、最先端の技術だったわけですよね？

土橋　はい。まだ保険適応にもなっていませんでしたし、症例もわずかでした。ただ、最先端と言っても、それまでお腹を開けて取っていたのを腹腔鏡でやるというだけですから、手順が確認できたら何とかなりましたけどね。

玄侑　それでも大変だったところはあるでしょう。

土橋　最初の食道静脈瘤の栓塞療法も、腹腔鏡の胆のう摘出術も、遠隔操作ですから、画像を見て行なうという点で一般的な手術とはまったく違いますよね。ただ私の場合、苦労したという感覚はほとんどなく、画像を見ていると勝手に手が動く感じでした。われながら、不思議だなあって思いましたけどね。

手術は成功しても治らない
――「自分は何をやっているのか？」

玄侑　こうした内視鏡の手術だけでなく、普通のガンの手術も行なっていたわけですよね？

土橋　もちろん、やっていました。胃ガン、大腸ガンといった消化器系のガンや、あとは乳ガンの手術が中心でしたね。

玄侑　自信にあふれて……。

土橋　あふれていましたね。

玄侑　とにかく手術すればよくなる、という前提で？

土橋　いや、まずは取る。取って再建するという、その技術的なことに自分の満足があるというか。逆に言うと、その患者さんのこれからの人生とかって、頭にないわけですよ。

玄侑　別のところに達成感を求めていたわけですね。

土橋　ガンという物体がそこにあって、これをちゃんと取ってあげて、ちゃんと生きられるようにするというのが手術の目的でしたから。

玄侑　そうでしょうね。

土橋　ただ、その一方で、腹腔鏡の手術を始めた時、「外科的な操作はこれが限界だな」と感じた自分もいたんです。遺伝子操作とか、臓器移植は別ですが、治療のあり方を一新するような新しい技術はもう出ないなと感じたんですね。実際、この10年ほど、外科医療はほとんど進歩していませんしね。

玄侑　医療に対して疑問が出てきたのもその頃ですか？

土橋　腹腔鏡の手術を始めて7年くらい経った頃ですね。自分のやってきたことがどうこうというより、**治ってない人があまりに多い**ということに意識が向いていったんです。

玄侑　手術は成功しているんだけれども……。

土橋　そう、治ってはいない。成功はしているんだけれど、それは自己満足に過ぎないのではないかと。それで続けていけなくなっちゃったんですね。

玄侑　年齢で言うと？

土橋　45歳ぐらいですかね。それまでは自分の技術をずっと信じて、勝負していましたから、人生の大きな岐路でした。

玄侑　食道の静脈瘤も、腹腔鏡の胆のう摘出もともにパイオニアで、外科医としてバリバリやっていたわけですからね。

土橋　腹腔鏡に関しては9年間で800例近くやりましたし、その前の静脈瘤は10年で2000例ぐらい。ほかにも、胃とか腸のガンとか、数えたらわからないくらい、来る日も来る日も手術に明け暮れていたわけです。

玄侑　それで結局、禅の世界では「大疑団」というんですけど……。

土橋　大疑団？

玄侑　大きな疑問の塊、つまり、一つの悟りを開く前の懐疑と言うんですかね。要するに、いままでやってきたことに大いなる疑問を感じたわけですよね？

土橋　そうです。「**自分はいったい何をやっていたんだろう？**」というね。いままでの医者人生を全否定するわけじゃないですけれど……。でも、正直、「これでは終われないな」という思いがありましたね。

病気ではなく「人」を診たい

玄侑　要するに、現代医学そのものの問題点でもあるんでしょうけれど、患者さんを正確に診断して、その対症法の一つである手術を正確に行なう。先生は、長い間、こうしたことをやっておられたわけでしょう?

土橋　そうです、そうです。

玄侑　診断され、病名がついたら対症法が決まってしまいます。つまり現代医学は、原因を取り除くということに興味を持っていない。そこにハッとされたわけですね。

土橋　そういう問題に気がついていったんです。ああ、根拠を追究していないなと。

玄侑　治療に根拠は関係ないですからね。

土橋　ええ。病気という起きた事実がスタートであって、その事実を支えている根拠というものを、まったく無視しているわけです。

玄侑　西洋近代医学の始まりって、おそらくフランスだろうと思うんですけれども、その始まりの時に言われていたのは、「人を見ずに病気を見ろ」だったというんですね。

土橋　病気を見る？

玄侑　当時は、身分によって扱いが変わったわけですよ。貴族であれば丁寧に見るし、農民であったならぞんざいになるというような。そういうことではなく、つまり、人に関係なく病気を見るというところが、西洋近代医学の始まりだったわけですね。

土橋　なるほど。

玄侑　ところが、どんどんどんどん、病気を見る方向に集約されていって、しかもそれが専門化してきて。今また全体としての人が見えなくなっているわけです。最近は大きな病院に行くと、医者は聴診器も当ててくれないし、画面ばっかり見ているんですね。

土橋　それが、一般的な診断でしょうからね。

玄侑　いまは、逆の意味で**人を見てほしい、という欲求がものすごく強くなっている**と思うんです。病の原因を見るというのは、人を診るということですよね。先生は、そこに意識を向けられたわけですね。

土橋　はい。現代医学というのは、体を診る、つまり、体に起きた現象だけを見る。それが画像化されたり、数値化されたりして、診断の基準になる。治療のために、現象を形と数量に置き換えていくわけですよね。

玄侑　ええ。

土橋　それが診断学と呼ばれるものなんですが、それを理解するには、パソコンの画面で充分なんです。だから、私に言わせれば、西洋医学の本性というか、一番の神髄、本質が出てきているのが、いまという時代であって。

玄侑　好意的に見るとそういう言い方になるのかもしれないですけれども、私なんかは、人間の思考がコンピューター化しちゃっている、と思うんですね。コンピューターの特徴は、たくさんのデータを集約できるということですよね。集約すると、それを分析して平均値がすぐに出せる。シミュレーションでき、未来を予測できるような気がしてくる。

土橋　そういう流れになりますね。

玄侑　結局、その人に寄り添ったものじゃなくて、平均値で見ていこうという、そういうやり方が主流になってしまって。目の前の人が、単なるサンプルの一つになってしまっている感じがするんですね。

医学というのは、勘や直観がもっと働くべき世界

土橋　現代医学が、体を診るということからスタートしたのは確かでしょうが、最初はいまのような医療機器がありませんから、やはり患者さんを触ったり、会話をしたりしないと診断も治療もできない。だから、結局は人を診ていたわけですね。
玄侑　ええ。診ざるをえなかった。
土橋　ですから、こうした最初の理念というか、最初の考えがすべて実現しちゃったのが現在であると。ということは、スタート時の考え方がもう賞味期限切れになっちゃったということでもあると思うんです。
玄侑　賞味期限切れの現象として、画面、電子カルテというものがあって。
土橋　だから、そろそろこれで皆が気づくんじゃないかなと、現代医学の本質がこれ

だけ露わになったわけですからね（笑）。

玄侑　科学の「科」というのは「ますにわける」ということですから、絶対に全体は入らないわけですよ。部分をすくい取って見るというのが科学の本質ですから、本当は医学が科学であってはいけないわけで。

土橋　そうですね。

玄侑　**医学というのは、勘とか直観的なものがもっと働くべき世界だ**と思うんです。統合医療という言葉に象徴されると思いますが、分けすぎたものを統合し直さないと、まっとうな形にならないんじゃないか、という気がします。

土橋　そうですね、あまりにも純粋化されたというか……。当初の考えを忠実に進めてきた結果がいまの医療であって。ある意味、いまは完成した時期なんじゃないかなと思うんですね。でも、その完成品は不完全ですから。

玄侑　そうですね。

土橋　要するに、不完全さが明らかになってきて、それが患者さんにも隠せなくなってきた。だから、もう次へ行くしかないという……。

玄侑　これからどうなると思いますか？

土橋　これまで通り、医者に任せておけばラクですが、それだと顔をちゃんと見ない、感情も入れない、冷たい診療になりやすいですよね。そういう形はなかなかなくならないと思うんですが、患者さんのほうから不満の声が出てくることで、医者のほうが逆に変化していく時代になっていくんじゃないでしょうか？

玄侑　医者が変化しますかね？

土橋　そうしないと、食べていけなくなりますから。これからは、患者さんより医者のほうが大変な時代なんですよ。

暗記力だけで医者になれるという問題点

玄侑　3〜4日前に知り合いに会ったら、悪性リンパ腫で入院していたというんです。でも、医者は告知をしただけで一言も声をかけない。お愛想でもいいから、何か話しかけたっていいだろうと不満を言っていました。

土橋　そういう人は、画像と数値がなければ、患者さんとコミュニケーション取れないんですよ。女性の外来患者さんだったらちょっと洋服を褒《ほ》めるとかね、そういう他愛もない会話も私は必要だと思うんですけど。

玄侑　**告知するということも、結局、コミュニケーションのややこしさを避けている**気がものすごくするんですね。

土橋　ただ告知すればいいわけではないですからね。

玄侑　フォローがまったくなされない告知を受けて、ショックのあまり亡くなった人を、これまで私は二人見送りました。一人は32歳でしたが、告知されて3日後ですよ。そういうダメージを想像できないんですかね。

土橋　いまの医者は、先輩からいろいろと教えてもらうことより、ガイドラインを大事にしてやっていますから。そうすることで、自分は守られるという意識があるわけですね。

玄侑　エビデンスに守られている。

土橋　ええ。余計なことを言うよりは、科学的な裏付けのある、ガイドラインに沿った医療をすることで自分自身を守っているという。

玄侑　守られるというのは、要するに裁判を想定しているわけですね。

土橋　そうです。訴訟が一番怖いんです、医者は。

玄侑　私らはお医者さんのことをいまも先生って呼ぶし、それだけの尊厳があると思っている。ですから、性善説的な関係を築いていきたいし、そのための言葉の努力を放棄しちゃいけないと思うんですけれども……。

土橋　結局、入学試験で医者になっていくだけで、医者として適性があるかどうかのチェックが何もない。試験は暗記力の勝負ですからね、医学部に入ったとしても、実際は暗記力だけなんですよね。

玄侑　あと、手術は運動能力もあるんじゃないですか？

土橋　いや、普通の手術は箸が持てたら大丈夫。

玄侑　本当に？（笑）

土橋　それ以上というのは、やはり才能なんですよ。教科書的なことは、指が動けばできるようになっているんですけれど、スマートに執刀するとか、きれいにするとか、皆がみとれるような手術をするのは、持って生まれた才能です。これはトレーニングでは身につきませんが、平均的な手術は誰でもできるようになると思いますね。

玄侑　踊りでも、すんなり踊れちゃう人というのは、逆にうまく教えられないという か。意識的に「こうやって、こうやって」というふうに、稽古して身につけた人のほうがきっちり教えられますけど、うまく踊れる人がちゃんと教えられるとは限らないですよね。

土橋　医学部を卒業した段階で、この人は才能があるってすぐわかるんです。たとえば、はさみを持たすでしょう。才能のある人は、手にピタッと収まって、自然に持てちゃう。

玄侑　やはりそこは埋められませんか。

土橋　切るのもスマートにできるし、糸結びさせても、ある程度の練習はいりますけど、指のしなやかさが全然違う。そういう差はありますよ。

切る治療から原因にアプローチする治療へ

玄侑　戦後、日本で一番増えたのは乳ガンと大腸ガンですか。

土橋　そうですね。

玄侑　日本のガン医療の主流というのは、やはり手術ですよね。

土橋　まず手術。できるものは手術ですね。残す治療と取る治療に大きく2つに分けられますが、取る治療が優先でしたよね。

玄侑　残す治療というのは、具体的には?

土橋　放射線治療などは残すことが原則ですよね。外科というのは取るわけで、ガンは本来、外科の病気だったんです。ガンという診断がついたら外科の領分で、内科医は興味を示さない。彼らは、炎症性疾患が自分たちの仕事だと思っているので……。

玄侑　そこがもう問題ですよね。

土橋　問題ですね。

玄侑　ガンといったら外科、というふうになっちゃってますからね。

土橋　技術的な話をすると、胃ガンの手術の中に基本操作がすべてといっていいほど入っているんです。つまり、胃を取れれば、他のこともできるという。

玄侑　ただその一方で、日本人って職人気質というんですか。技術を磨くということに生き甲斐を感じるところもあると思うんですね。

土橋　確かにそうですね。

玄侑　たとえば、火葬場の職員にも職人気質が発揮されています。人間の骨って、全部残ったら骨壺に入りませんから、大腿骨なんかはちょうど折れるくらいの火力に調整している。家族の前で折るわけにはいかないので。

土橋　ほう、それはすごい。

玄侑　もう少し言うと、頭蓋骨は丸みが残らないとそれらしくないので、大腿骨は折れながら頭蓋骨はちゃんと残るという火加減（笑）。あんな職人気質を働かせながらやっている火葬って、日本ならではという気がします。

土橋　その点、手術の場合はやっぱり見られているわけでしょう？　正直、目の前の患者さんはモノでしかないわけですから、職人的と言っても、どうスマートに、流れるように終えられるかという……。
玄侑　ですよね（笑）。
土橋　だから、手術がうまいということと、人格とはまったく関係がない（笑）。むしろ、人格と乖離《かいり》しているほうがすごい手術ができるというか、そういう先生が結構いるんじゃないかなと思いますね。
玄侑　切るのがうまいと、切りたくなっちゃうという面がどうしても出てきますよね。
土橋　はい。手術がないと外科医は元気が出ないんです。切るのが嫌いな外科医なんかいませんよ（笑）。
玄侑　先生も手術が好きだった。
土橋　大好きだったんですけれども、ここまでお話ししたような医療全体の問題に気づいた時、ふと立ち止まらざるをえなくなったんです。2～3年は悩みましたね。次をどうするかということで。
玄侑　その時から、病気の原因にアプローチするという、いまの先生の土台の部分が築かれていったんですね。

土橋　診断学ではまったく見えてこなかった領域、これまで切り捨てられてきた心の領域に、新しい医療の可能性が眠っていると直観したんです。

玄侑　それが先生の新たな原点になった。

土橋　ワクワクするような感覚でしたね。不安もありましたけれど、外科の世界はやりつくしましたから、新たに燃えられるものが見つかったという思いのほうが強かったですね。

第5章
「死後」と向き合う

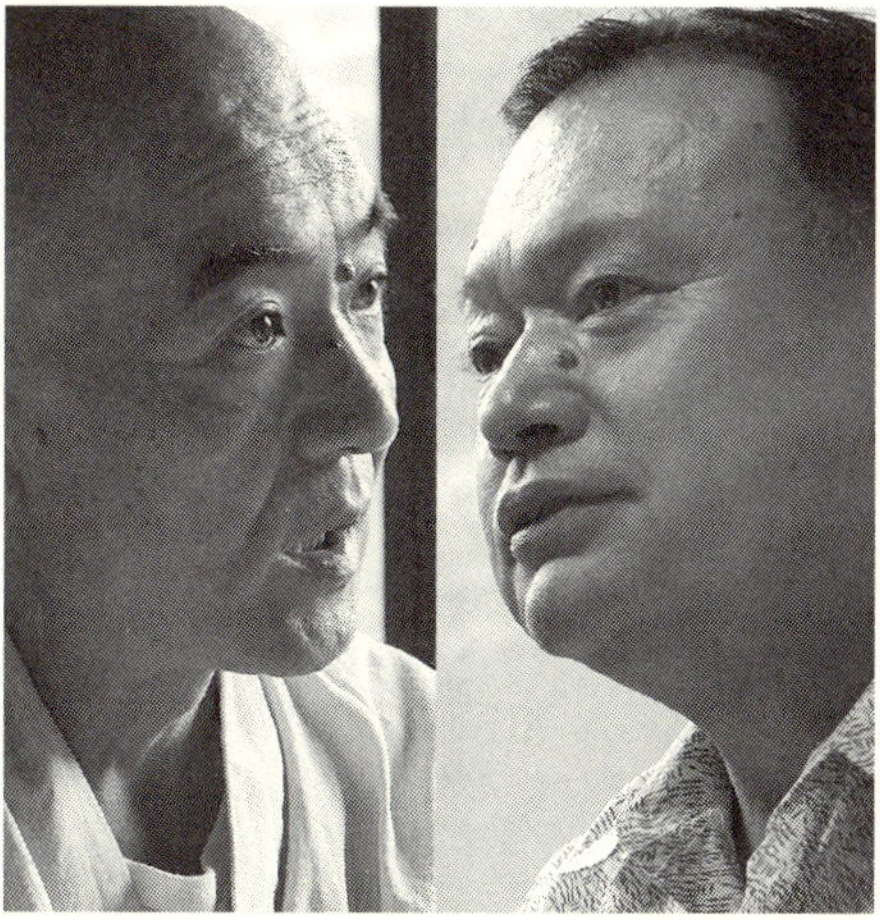

輪廻の思想は日本には入ってこなかった

土橋　先生に一度お伺いしたかったのですが、お坊さんのなかで死後の世界について真剣に考えている人ってどのくらいいるんでしょう？

玄侑　どのくらいかと、私に訊かれても（笑）。

土橋　生まれ変わりとか、輪廻《りんね》とか言いますが……。

玄侑　輪廻という意味ではどうでしょうかね。**じつは輪廻の思想は、正式には日本に入ってきていないんです。**

土橋　入ってきていない？　関心がなかったということですか？

玄侑　いや、輪廻と生まれ変わりは、厳密には違う。なぜなら、インドの輪廻思想では、次に何に生まれ変わるかわからない。立派な人であっても、来世はゲジゲジやミミズかもしれないわけです。

土橋　ああ、人が人に生まれ変われるとは限らないんですね。

玄侑　ですから、仏教が血統を重視する中国に入った時、さすがに先祖がブタだったとは認められないだろうと、輪廻思想の部分が外されたんです。日本には、そういうふうに変質させられたものが入ってきたわけです。

土橋　日本人にしても輪廻には違和感があるでしょうからね。

玄侑　肉食の習慣が始まって、「先祖を食べていいのか」というふうに輪廻の思想が部分的に浮上し、精進という考え方も出てきますが……。

土橋　まあ、人はやっぱり人に生まれ変わる。

玄侑　いまはインドでも、来世にミミズになるとまでは思っていないでしょう。アメリカやカナダのチームが入って研究していますが、現在では人は人に生まれ変わると思っている人が多いようです。

土橋　昔のままの輪廻を信じる人はあまりいなくなったわけですね。

玄侑　20世紀以降、かなり変質しましたからね。チベットのダライ・ラマにしても、人から人へと転生を繰り返していると考えられているでしょう？　まあ、チベットでは、犬でもハエでも、ひいおじいさんの生まれ変わりかもしれないと思って大事にされたりしますけどね。

土橋　そもそも、仏陀はどう言っていたのですか？

玄侑　輪廻はあるけれども、それは断ち切ることができると。それが解脱するということだったわけです。つまり、輪廻の循環から外に出て、もう生まれ変わってこない。それが最高の境地と考えられてきたわけですね。

土橋　お坊さんはそのために修行をするんですね。こういう仏陀の考えは、後世の人たちにすべて受け容れられてきたんですか？

玄侑　まあ、大乗仏教は仏陀の言葉そのものではありませんしね。もちろん、変質はしているでしょう。たとえば、ドイツの仏教会は、「不殺生戒以外には同意する」と言っています。いかにもドイツ人らしい厳密さですが（笑）。

土橋　全部守ったら生きていけませんから……。

玄侑　いや、戒律というのははるかなる目標ですから、すべて叶わなくたっていいんです。永遠の目標なんですから。

土橋　達成できない目標というのがいいんでしょうね。大きな方向性と言いますか、私もそういう目標を持っていたいと思いますね。

玄侑　薬師如来になりたいとか（笑）。

土橋　そういう目標であれば、いつ死んでもいいことになりますね（笑）。

「お地蔵さん」は日本流にアレンジされた仏様

土橋　日本に漢方ってありますよね？　これも中国の医学、中医学とはイコールではない。日本流にアレンジされている。

玄侑　江戸時代、あるいはそれ以前に入ってきて、日本で発達したのが漢方。仏教にたとえて言うと、臨済宗は鎌倉時代に日本に入りましたが、そのまま中国で発展して、江戸時代になってから流入したのが黄檗宗《おうばくしゅう》なんですね。これは、別の宗派のように見えますが、じつは同じ一本の流れです。漢方と中医学の関係も、これと一緒です。

土橋　仏教が花開いたのは日本だと言われていますよね。日本流にアレンジされ、変化し、順応、発展していったわけで……。

玄侑　ですから、日本にしかない仏像がやたらとあるんです。たとえばお地蔵さん。

日本では、町の辻々にあるでしょう？　もともと胎蔵界曼荼羅《たいぞうかいまんだら》のなかに配置されている仏様の一つですが、インドでも、中国でも今はほとんど見られない。

土橋　お地蔵さんは子供を守っていると聞いてきましたが……。

玄侑　それは、江戸時代以降くらいの話ですね。病気や事故などで親より先に亡くなった子供が、三途の川で鬼に責められるわけですね。それをお地蔵さんに追っ払ってもらうという物語が作られたんです。各地で間引きが行なわれたせいもあるでしょうが……。

土橋　子供の守り神になることで広まっていったんですね。

玄侑　子安地蔵ができたのも、江戸時代の頃ですね。

土橋　もともとは、どんな働きをする仏様なんですか？

玄侑　地蔵というのは、大地の生産力の象徴ですよね。じつは地蔵の対になる言葉があるんですが、それは虚空蔵《こくうぞう》と呼ばれています。大地に対する虚空、地蔵菩薩に対して虚空蔵菩薩なんですね。

土橋　地蔵菩薩と虚空蔵菩薩が対存在になっているわけですか。

玄侑　大地というのは、しっかりしていて変化がないように見えて、じつは多くのものを産み出していますよね。これに対し、空は刻々と変化しているのに総体的には何も変わらない。今日も明日も変わりなく虚空はある。

土橋　日本では、このうちの地蔵のほうが愛されてきた。民間信仰の影響もあったと思いますが、それだけではないような……。

玄侑　日本人は、とにかく産み出すことに価値を見いだしてきたんだと思いますよ。

土橋　ずっと変わらないものより、たえず変わるものを選んできたんですね。

患者さんが死ぬ瞬間、何かが「抜けた」感じがある

土橋　先ほどの話の続きにもなるんですが、先生は三途の川……死後の世界と呼ばれるものをどう思っていますか？

玄侑　死後の世界については、『アミターバ』という作品のなかに書いたように思っていますね。死後というより、死の直後ということになりますが、死者は肉体を離れ、ま

ず光に出会うだろうと……。

土橋　光というのは、我々が感じる光と同じなんでしょうか？　一般的には、光は電磁波の一つですが、死後の世界は三次元的な空間ではないでしょうから……。

玄侑　まあ、科学的な言い方になりますが、我々の体には酸欠状態に強い細胞と弱い細胞があって、体の機能が酸欠で衰えていくと、酸欠状態に強い細胞の働きのほうが目立って感じられるようになるというんですね。網膜の中の光を感じる細胞（円錐細胞）は、酸欠にとても強い細胞なんですよ。

土橋　だから、光を感じる。科学的にはそう言えるわけですね。

玄侑　ただ、そう感じられるものにどう物語を付与するか、そこには文化的な背景が必ずあります。インドでは白いゾウが現れたり、スイスではお花畑が広がっていたり、仏教に出てくる三途の川もそうですが……。

土橋　これまでたくさんの患者さんの死に立ち会ってきたんですが、**患者さんが死ぬ瞬間、何かが「抜けた」という感じがすごくある**んです。他のお医者さんも、言わないだけで感じていると思うんですが……。

玄侑　ほう。抜ける、とは興味深いですね。
土橋　死ぬ1週間とか10日前に、まずひとつ抜ける。それで患者さんの雰囲気がガラッと変わる。いよいよだなと思っていると、最後の最後にすべて抜ける。段階を追って、文字通り、抜け殻になる感じなんですね。だから、帯津病院にいたころは、上のほうに向かって「頑張ったね」と思っていました。
玄侑　仏教では、お通夜の時に棺《ひつぎ》の上に短刀を置いているんですが、これは本来は亡くなった人と肉体をつないでいるラインを切るためのものだったというんですね。
土橋　ラインを切る？
玄侑　亡くなった直後というのは、魂がまだ額の左側とつながっていて、自分の遺体を上から見ている。死んだ自覚がないので戻りたいと思うわけですが、お坊さんは諦めてもらうため、このラインを切るわけです。
土橋　なるほど。
玄侑　先生は、外科医の第一線の頃から「抜ける」と感じていたんですか？
土橋　いや、その時はまったく。患者さんの死を意識するようになったのは、やはり離れてからですね。帯津病院では年間に150人ほど亡くなっていたんですが、平均的ではなく、ある時期に集中して来るんですよ。

玄侑　それはお寺もそうです。

土橋　2~3日ないと思ったら、急にバタバタバタッと。そういう時間的なこともすごく不思議で……。時刻表でもあるんでしょうかね？（笑）

玄侑　お迎えの時刻表ですか。あれば私も助かりますが（笑）。

生と死の境界を決めるのは難しい

土橋　ところで、亡くなった方が棺桶の中で生き返るようなことってないんですか？棺桶の中でばたっと音がしたとか、知り合いから聞いたことがありましてね。死体の前でいろいろ話すのを聞いていたとか。

玄侑　ご臨終の場面の周囲の人びとの会話を、全部聞いていたという人もいますね。

土橋　実際、臨終の後に呼吸が復活することもあると思うんですが、独特の空気がありますからね、医者も雰囲気的に待ちきれないところがあって、「もういいだろう」というところでご臨終と言うことも多いんですよ。

玄侑 ははは。待ちきれないって……(笑)。

土橋 そう考えると、死の定義もなかなか難しいですよね。脳死の定義とかありますが、何をもって死と定義するのか?

玄侑 私は、従来の「三徴候」でいいと思いますけどね。心臓の拍動停止と呼吸停止、それから瞳孔散大……。

土橋 そうですね。

玄侑 そう言えば、棺桶の中はないですが、枕経をしている時に生き返ったケースは私も体験しましたね。餅を喉に詰まらせて亡くなった方なんですが、お経の最中に動いたんです。本人もまわりの雰囲気に気づいたのか、急には動けないなという感じでしばらくじっとしていましたが……(笑)。

土橋 それは、医者の死亡診断からどのくらい後ですか?

玄侑 3~4時間というところでしょうかね。ちなみにその方は、その後、12年間も生きられたんですよ。

土橋　医者は、死亡診断の後に患者さんが動くことがあっても、取り下げるわけにいきませんから、「それは生きているんじゃないですよ、神経反射ですよ」と言うこともあります。どこかで決めないとなりませんから……。

玄侑　ちょっと怖い話ですが、土砂崩れであるお寺の墓地から江戸時代頃の棺が出てきたことがあって、蓋を開けるとその裏側に爪の跡が残っていたという。

土橋　それは怖い。生と死の境界って、本当に難しい……。

玄侑　生と死の境界ということで言えば、平安時代は輪廻の思想がなかったですから、死者を初めて火葬した時、群衆が取り囲んで大騒ぎになっているんです。生き返ったらどうするんだと。

土橋　その可能性はあるかもしれませんからね。

玄侑　『日本霊異記《にほんりょういき》』という当時の書物には、9日間は焼かないでくれと言い残す人の話があります。要は、腐りはじめるまでは死を認めたくないんです。

土橋　神道にも、死者を甦らせるための祝詞《のりと》がありましたね。布瑠《ふる》の言《こと》といって、ふるべゆらゆら……と言うんですが。

玄侑　天皇家では、天皇が亡くなられるとまず殯《もがり》の宮に遺体を仮安置するんです。殯というのは「仮の喪《も》」ということですから、まだ死を認めていないわけです。何とか生き返ってくれということなんでしょうね。

土橋　そうか、そこでふるべゆらゆらと……。

玄侑　日本の仏教は輪廻の思想を外して入ってきていますから、こうした死後の保証がない。死後について最初はすごく不備だったんです。

土橋　仏教どころか、医療も不備ですよ。死というものを、昔の人のほうがずっと大事に考えていたんでしょうね。

日本人はじっと耐えるが、最後はスーッと諦める

土橋　輪廻について伺いましたが、輪廻ではない生まれ変わりについてはどう思われますか？　日本でもそれは信じられてきたわけでしょう？

玄侑　浄土宗が爆発的に広まるくらいですからね、死後の別な生は当たり前だったというか、もちろん信じられてきたでしょうね。

土橋　植物は死なずに、季節をめぐりながらずっと続いていく。私は生まれ変わりについても、日本の風土が強く関係していると感じるんです。

玄侑　風土と人の関係は、抜き難く存在しますからね。日本人は生真面目だと言われていますが、冬の蓄えを秋までに作るしかないですから、それが勤勉さや真面目さにつながる。風土の中で培われたものなんですよね。

土橋　和辻哲郎の『風土　人間学的考察』という本を読んだんですが、そのなかで日本人の特徴は「忍従」と「諦め」にあると書かれていました。モンスーンという気候風土のなかで生きていますから、じっと忍従し、最後は諦める。

玄侑　『風土』は私も読みましたが、私が気に入ったのは、「コツコツ努力をするのに諦めがよい」と、日本人を評しているくだりですね。

土橋　ああ、きっと同じ箇所じゃないですか?

玄侑　おそらく。普通、コツコツ努力する人は執念深いはずなんですが、日本人は同時に諦めもよい。台風が来る前までは屋根を塞いだりいろいろと努力する、でも、来ちゃったらあとは仕方がないと（笑）。

土橋　そういう二面性は確かにありますね。

玄侑　英訳すると明らかに反対語なんですが、日本人はそう感じていないんですよ。

土橋　ケンカをしても最後には水に流すと言いますし、日本人は対立するものをすべて受け容れてしまう。明らかに植物的ですね。グローバルと言いますが、動物的な世界で張り合おうとしても勝負にならないですよ。

玄侑　そうですね。

土橋　『風土』のなかでもう一つ面白いと思ったのは、体よりも感情や思いを大事にするというくだりです。心中、情死などを思い浮かべるとわかりますが、すごく日本的ですよね。静かでも中で激しく燃えるという……。

玄侑　それで、最後にはスーッと引いていく。日本人は両方持っているんですね。

土橋　生真面目さとか勤勉さとか、日本人にはガンになりやすい要素もあるんですが、同時にガンが治る要素も持っている。いまは悪い面が出ているので、もともとの風土の思想に戻ったほうがいいんでしょうね。

玄侑　間違いなくそうだと思います。

閻魔《えんま》さまの質問はたった2つ
――「好きなことをやってきたか」「楽しかったか」

土橋　先生、私の知人に池川明という産婦人科医がおりましてね。横浜で開業しているんですけれども、彼は「胎内記憶」について研究し、学会雑誌などに投稿したりしているんです。

玄侑　胎内記憶ですか。

土橋　長野県の諏訪市・塩尻市の公立保育園の保護者に協力してもらって、1600人以上の子供たちのデータを集めたところ、小学生以下で約3割くらい、お母さんのお腹の中にいた頃の記憶が残っているのがわかったんです。

玄侑　今度は生まれる前の話ですね。

土橋　いや、ただ胎内じゃなくて、胎内に入る前、さらにその前の死んだ時の記憶も持っている子がいるらしくて。私は池川先生に、「閻魔《えんま》様ってどんな存在かわかりますか」と尋ねられたことがあるんですが……。

玄侑　閻魔様ですか?

土橋　ええ。「閻魔様って、死んだ後に会うちょっと怖い神様ですか?」と訊いたら、「いやいや、じつはね、子供たちの話によると閻魔様というのはそんな怖い人じゃないというんだよ」と。ただ、二つだけ質問されるというんですね。

玄侑　面白いですね。で、どんな質問を?

土橋　「好きなことをやってきたか」、それと「楽しかったか」と。

玄侑　ふっふっふ、閻魔様にそう訊かれるんですか、ははは(笑)。

土橋　それで「好きなことをやって楽しかったです」と答えると「ああ、じゃあもういいよ」と言って。「いやあ、まだイマイチでした」というと、「もう一回やり直すか」みたいな。

玄侑　この話を土橋先生がするというところがいいですよね。私じゃマズイ(笑)。

土橋　一人の子供が言っているわけではなくて、不思議なんですが、統計上、だいたいこの二つの質問になるらしいんですね。

玄侑　その話と関係しますけど、仏教ではいつの頃からか、化身という考え方が現れてくるんです。化身、つまり、化けるということなんですが、閻魔様の正体はじつは地蔵菩薩だというんですよ。

土橋　地蔵菩薩の化身なんですか！

玄侑　地蔵菩薩は優しくて、閻魔様は恐ろしい。さっきの話と同じで、仏教の中では二つのものが同居しているんですね。優しさや厳しさを表面的に理解しようとすると、まったく別のものになりますが、じつは一緒なんだよと。

土橋　日本人はその感覚を持っていたわけですね。

玄侑　ほかにも、文殊菩薩という仏様がいますが、こちらはものすごくみすぼらしい乞食の格好で現れるというんですね。そういうふうに考えていれば、みすぼらしい人を見ても、見た目だけでは決めつけられないと思いますよね。もしかしたら文殊菩薩の化身かもしれないわけですから……。

土橋　ここでも二面性が問われますね。

玄侑　先ほどの胎内記憶の話でいうと、その記憶はじつは誰もが持っていて、人が死ぬときにもう一回蘇るという説もあるんです。たいがいは暗い穴を通り抜け、光と出会うわけですが、これは産道を通った体験が蘇ったものだというんですね。あながち否定はできないなという気がしますね。

土橋　そうですね。

玄侑　要するに、産道を通ったときと同じような状況に置かれないと、そんな古い記憶は蘇らないわけですよ。それが死にゆく時だけ実現してしまう。生と死の二重性を考えると、これもありえるなという気はしますね。

ここが浄土にもなり地獄にもなる

土橋　じつは池川先生から、もう一つ不思議な、興味深いことを聞いたんです。子供たちに「生まれる前はどうだった？」と訊くと、雲の上からなのか、氷が張った池なのか、とにかくこの世界を見ていたらしいんですね。

玄侑　見ていたらしい（笑）。

土橋　要するに生まれる前、受精する前にですね、雲の上から覗くとディズニーランドみたいな場所があったと。楽しそうだから行ってみたいと思って、ジェットコースターに乗ると、とても苦しい体験をしちゃう。

玄侑　こんなはずじゃなかったと。

土橋　雲の上の子供たちは、楽しいことしかわからないらしいんですよ。だから、ジェットコースターに乗るわけですが、そこで苦しさを味わう。つまり、あちらから見たらここは楽しいところに見えるけれども、実際に生まれたらそうでもない、とても苦しいという感覚。ここにも二面性があるわけです。

玄侑　そうですね。

土橋　つまり、**苦しさというのは絶対のものではない、我々がここで勝手に作ったものにすぎないんだと。**本来の阿頼耶識的な世界、胎内記憶の世界を失ってしまい、そのなかで人間の価値観ができていった。苦しまなくていいことに苦しんだり、本当は喜ぶようなことでもないのに喜びすぎちゃったり……。
玄侑 人生のなかで、そういうことを繰り返している。
土橋 ですから、閻魔様が「楽しかったか、好きなことをやったか」と訊いてくる話は、とても深いと思うんですね。
玄侑 普通、地獄と極楽って対になっているじゃないですか。でも、対になったのはずいぶん後のことなんです。
土橋 一緒に生まれたものじゃないんですか?
玄侑 ええ。もともと閻魔って「ヤマ」という言葉だったんですけど、これはインドでは「夜の世界の支配者」という意味なんですね。地獄という発想が入ってきたのは、インドよりもっと西のほう、いまのイランあたり。どちらかというと、ゾロアスター教的な思想から流れ込んできたようなんです。
土橋 極楽はどうなんですか?
玄侑 極楽はまた別に生まれてきた概念で、これを対にしたのは日本では『往生要集』が最初ですけれども、やはり天台の教えや浄土教できっちりセットにされていく。だから、どちらかというと後になって対にされていった趣が強いんです。

土橋　なるほど。これまでの話と重なりますね。

玄侑　ただね、極楽浄土や地獄がこの世と別のところにあるという考え方は、禅的とは言えない。**禅では、ここが浄土にもなり地獄にもなる、それ以外にどこか別の場所があるはずはないだろう、と考える**わけですから。

土橋　それはすごくわかります。

玄侑　ここ以外にもっといいところがあるとか、これをなくせばすべてが変わるという発想はちょっと違う。いまは地獄の様相を呈していますけど、何かが変われば関係性もガラッと変わって、ここがそのまま浄土になっちゃうという。

土橋　この二重性の話は、もう少し深めていきたいですね。

玄侑　ええ。この感覚がわかってくると、生きる意味がすごく変わってきますからね。

土橋　死後の世界の意味も変わるのかもしれません。

第6章

ガンは「概念」の病気

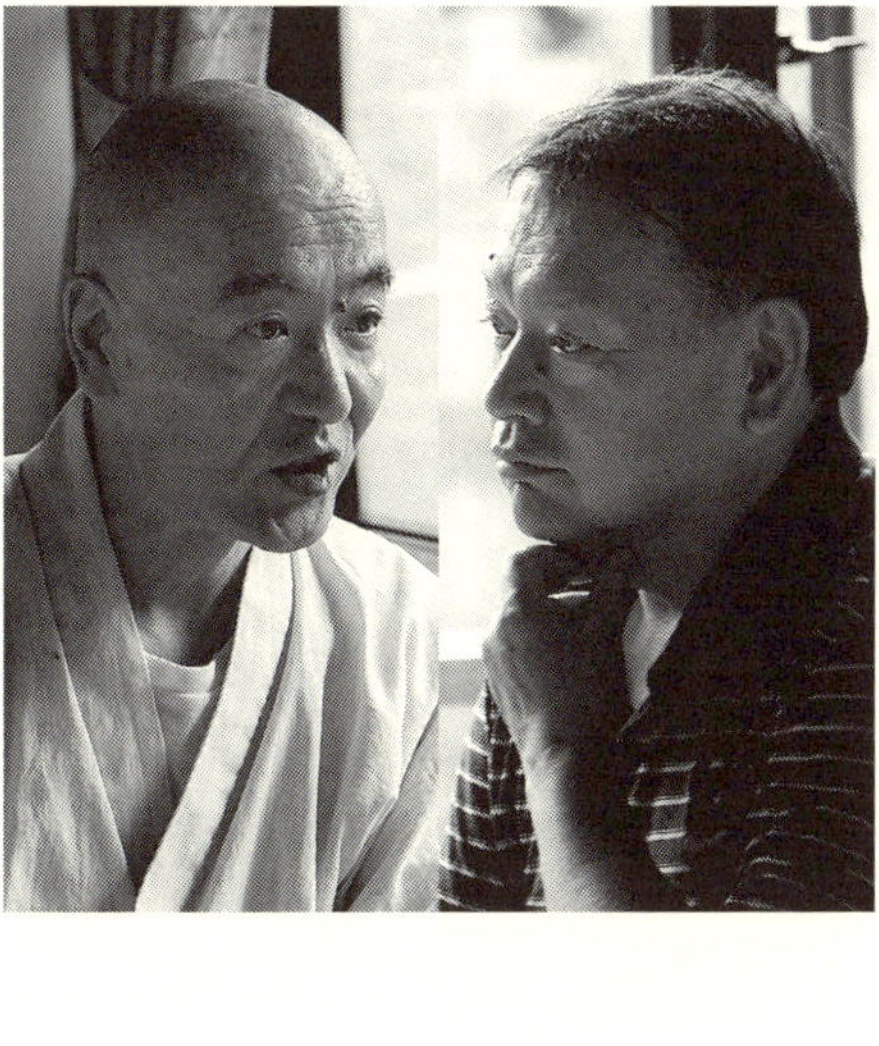

ガンは考えすぎることで起こる病気

玄侑　人と風土の関係について話してきましたが、病気については時代の風というものもどうしようもなくあると感じるんです。

土橋　時代の風ですか。

玄侑　その時代その時代の人びとの意識や考えが、その時代特有の病を生み出しているという……。じつは、先生の本にあった「ガンはロマンチックな病気である」というくだりに、ちょっと違和感をおぼえたんです。

土橋　『50歳を超えてもガンにならない生き方』（講談社＋α新書）のなかで、確かにそう書いていますす。時代の風とどう関係あるんですか？

玄侑　先生のおっしゃりたいことはよく理解できるんですが、ロマンチックというのは、日本で言えば明治中期から大正、昭和初期にかけて広まった言葉なんです。「大正ロマン主義」という言葉があるでしょう？

土橋　ええ。もちろん聞いたことはあります。

玄侑　この時代の病は、ガンではなく結核、つまり胸（肺）の病だったんですね。ロマンというのは胸で感じるものですから。

土橋　ああ、一方でロマンを感じ、一方で肺結核にかかる。それが、大正ロマン主義の時代の風ということですね。

玄侑　そう考えると、ガンはロマンの病気ではないことがわかるでしょう？

土橋　ガンという病気に秘められている、その人の生き方を根本から変えてしまう可能性、私はそれをロマンチックと呼んだんです。「ガン＝不幸な病気」というレッテルを取り払うための、一つのキーワードとして。

玄侑　わかります。でも私は、**ガンは概念の病気、意識の病気だと思っているんです。**

土橋　ああ、胸を患うわけではなく……。

玄侑　ええ、結核のように胸を患うわけではなく、頭の中で考えること、考えすぎることで起こる病気なんですよ、たぶんガンは。

土橋　なるほど。身体のどこを強く感じるか、どこを意識しているか、当然、それは病気にも反映されるでしょうからね。

玄侑　たとえば、中世の人の描いた自画像には、ほとんど腹が描かれていません。子供の描いた絵のように両手両足が長くて、胴がすごく短い。それって腹をあまり意識していなかった、意識する必要がなかったということだと思うんです。

土橋　ええ。意識はしてなかったかもしれません。

玄侑　意識することがなかったということは、おそらくこの時代、胃や腸の悪い人が少なかったと思うんです。

土橋　面白いですね。そういう気がします。

玄侑　描かれていないことから見えるのは、意識しないことの強さ、でしょう。それが病まないことにつながるわけで。

土橋　逆に現代人は意識をめぐらせすぎ、つまり、考えすぎなんだということですね。それがガンにもつながっているという……。

理性は生命の働きを弱めてしまう

土橋　概念ということで思い出したんですが、先生と初めてお会いしたとき、癌《がん》という字の中の「品」は概念という意味だと教えていただいているんです。

玄侑　そうですか。そんなことも言ったかな（笑）。

土橋　概念が山ほどある病気が、ガン（癌）であると。いろいろなことを思い、考えすぎることで起こる病気なんだと。

玄侑　ガンも時代の病ですから、そのほうが合っていると思いませんか？

土橋　ええ。通常、「品」の部分については、石がゴロゴロしているとか、モノがたくさんあるとか解釈されていますが、モノではなく概念、考えなんだとおっしゃっていたのが、すごく印象的でしたね。

玄侑　我々現代人は、何でもかんでも概念化しすぎなんですよ。それが病の原因にもなると理解して、とにかく離れる。**具体に戻ることが大事なんです。**

土橋　具体に戻る……。概念ではなく、具体的にあるものを意識して生きるということですね。概念は固定化され、止まってしまったもの。つまり、我々は頭のなかに止まったものをたくさん持っている。自然はたえず流れているのに……。

玄侑　その流れを止めるのが概念なんです。先生はそれを、「抽象」と「捨象」という言葉を使って説明されていますね。

土橋　抽象というのは、要は概念のことです。頭で考え出されたもの、と言ってもいいかもしれません。一方の捨象は、こうした概念化の過程で切り捨てられてしまったもの。感性とか感覚、心などはすべて捨象です。数値化することが抽象、そこからこぼれ落ちてしまったものが捨象という感じですね。

玄侑　言葉は少し難しいですけれどね、よくわかります。概念、抽象は切り取った部分にすぎない。だから具体、捨象の世界に戻るべきだと。

土橋　ただ、戻ると言っても、どう戻ればいいかが難しい。問題となるのは、理性の扱いだと思いますね。理性というといいイメージを持っている人も多いじゃないですか。でも、理性が病気を作っているわけで……。

玄侑　そう。かつてロマンが病気を作ったように。

土橋　考えすぎ、悩みすぎ、頭でっかちになりすぎが、ガンを生む最大の要因。**考えることは流れを止めることですから、生きているものの流れを止める。**

玄侑　間違いなくそうでしょう。

土橋　つまり、**理性は生命の働きを弱めてしまう**わけですよね。

玄侑　だいたい、食べ物の栄養の２割をこの小さな脳が使っているというのは異常ですよ。ああでもない、こうでもないという思考にそれだけ使っているのですから（笑）。本当は、もっと省エネでいいんですよ。

土橋　医者が行なっている検査にしても、止めた瞬間のものを見ている。流れるもの、生命あるものを扱っているわけではないですよね。

玄侑　検査で出た数値が真実であると思ったら大間違い。止まっているものと動いているもの、死んだものと生きているものが同じであるはずがない。止めた瞬間の延長上に流れがあるわけではないですから。

土橋　参考にしかならないものが価値を持ちすぎていますよね。

玄侑　ええ。本当におかしな話です。

土橋　近代以降、科学技術の進歩とともに、理性的に考えることが尊ばれてきたわけですが、そろそろその限界も知る必要があるということなんでしょう。こぼれ落ちてしまったもの、つまり捨象にもっと目を向けないと……。

玄侑　ガンはいつまで経っても減らないでしょうね。

土橋　治療法ばかり考えても答えは見えてこないんですよ。この点をもっと議論したほうがいいんじゃないですかね。

玄侑　いや、議論はダメ。それも理性ですから（笑）。

一本の植物になって風になびいてみる

土橋　理性から離れる、概念化しすぎ、考えすぎをやめる……。具体的にどんな方法で対処できると思いますか？

玄侑　私がすすめているのは、一本の植物になるということ。つくしのような植物でいいと思いますが、ゆらゆらと風になびいている状態をひたすら感じてみる。何も考えず、意識は内部筋肉の動きだけをひたすら後追いしていくのです。

土橋　想像するだけで気持ち良さそうですね。

玄侑　ただ流れを追いかける、それが瞑想なんですよ。余分な思考が入らないことが、本当の気持ちよさにつながるんです。

土橋　ストレスケアにもいいですね。

玄侑　私も日課にしていますが、軽い肩こりなんかはすぐにとれますね。こういうシンプルな使い方を脳にさせてあげるといいんです。

土橋　理性から離れると言っても、思ったより難しくなさそうな。

玄侑　**大事なのは、意識を一カ所に滞らせるのではなく、たえず流動させること。**筋肉の動きであるとか、呼吸であるとか、流動し続けるものに意識を乗せることで、意識の滞りをほどいていくんです。

土橋　逆に、その流れを止めると、考えすぎのストレスが生まれる。

玄侑　そういうことです。意識が脳で淀んじゃいます。

土橋　考えるということは、脳にばかり意識が集中している状態ですから、そうした一極集中を時々ほどいてあげるといいんでしょうね。

玄侑　あと、体温を上げることが大事だと言われていますが、体温を上げ、血のめぐりを良くすることも滞りを改善するのに役立ちますね。
土橋　そのために何が必要ですか？
玄侑　まず脱力ですね。意識して体の無駄な力を抜いていくんです。
土橋　動脈のまわりにも筋肉がありますから、筋組織をリラックスさせると末梢の血管まで酸素が行き渡るようになる。
玄侑　ええ。じつはそれを言葉で誘導するんですね。自律訓練法、自己催眠などを参考にするといいと思いますが、一つのテクニックとして、筋組織をリラックスさせ、体温を上げるのに有効な言葉があるんですよ。
土橋　有効な言葉？
玄侑　我々がふだん使っていない脳の力を最大限に引き出す方法なんですが……。たとえば、正座をして、樹齢250年の松の樹になった自分をイメージするんです。いや、何年モノでもいいんですが、そのまま根のすみずみまで意識を張りめぐらせていくと、脇の下に両手を差し込んでグッと持ち上げられても、びくともしません。
土橋　根があるから持ち上がらないんですね。

玄侑　グーッと重心が下がってくるので、相当の力を入れても動かせなくなるんです。
土橋　面白いですね。
玄侑　でも、逆に自分が死んでしまって、天に召される姿をイメージすると、今度は呆気ないくらいスーッと上がってしまう。
土橋　禅というよりも、合気道とか武術の身体の使い方と重なりますね。
玄侑　要は、重心がどこの位置にあるかなんです。物体としての重さは変わりませんが、意識の置き方ひとつで重さの感覚が変わってしまう。
土橋　しかし、重さが変わるというのはすごいな。

脳に集まりがちな意識を全身にめぐらせる

玄侑　大事なのは、全身の体重が最も重くなっている時に、最も毛細血管が開いているということです。重くて持ち上がらない状態というのは、血流が良くなり、体温が上がった状態でもあるんです。

土橋　それが、先ほどの言葉とどう関係あるんですか？

玄侑　ですから、重くなった結果として体温が上がる。重いということが、体温を上げる方向へ誘導する有効な言葉になっているんです。だって、体温を上げよう上げようといくら暗示をかけても、体温は上がらないでしょう？　血流を速くしようと思っても、それだけで速くはなりませんよね？（笑）

土橋　確かに。重いという言葉でないと効きませんね。

玄侑　自律訓練法などがそうですが、右手が重いとただ感じるだけで、その一帯の血流がさかんになり、体温が上がる。こうした方法を究めることで、ヨガの行者のなかには手のひらの温度を12度も上げたという記録があります。

土橋　12度も？　信じられないですね。

玄侑　そこまでいかなくても2度くらいは上がりますよ。2分ではないですよ（笑）。試してみれば実感できると思いますが……。

土橋　ガンができるとその組織は重くなりますが、それを軽くするということとは、ちょっと違いますよね。

玄侑　違いますね。ガンが重くなったのは物理的なもの、細胞分裂の結果であって、血流が良くなることとは別ですから。

土橋　あくまでも意識、イメージ。

玄侑　脱力は技術ですから、意識を滞らせない、流動させるということを、一つのテクニックとして学んでほしいですね。ストレスケアだけでなく、最終的にはガンや生活習慣病の予防にもつながってくると思いますので。

土橋　こういうお話を聞くと、私たちがいかに外ばかり見ているか、自分の内側にいかに目を向けていないかがわかります。

玄侑　胃や腸を意識してこなかった中世の人たちと違って、我々の脳はあらゆることを意識していますが、そのほとんどが外に向かっているんです。

土橋　現代医学を批判する人は多いですが、統合医療や代替療法だって、必ずしも内に向かっているとは言い難いですよね。こうした医者も患者さんも、治そう治そうとばかり思っていることが多いですから。

玄侑　脳に集まりがちな意識が、私という会社の社長だとすると、この社長は社員のことをまったく顧みないんです（笑）。こんなに働いているのに見向きもしてくれないと不満を爆発させ、社員たちがストライキを起こす。

土橋　それがガンなんですね。まずは社員をなだめないと……（笑）。

玄侑　なだめるということは、全身に意識をめぐらせるということです。外に向いていたり、「自己」の周りでトグロを巻いている意識を、あえて内側に向ける。からだのあちこちに向けるんです。昔の人は体の動きが激しかったのでそんな必要はありませんでしたが、いまはあえて向けてあげる必要があると思います。

土橋　平等に意識を振り向ける。それが坐禅や瞑想の目的なんですね。

「私」を削ぎ落していくと、相手に思いが通じる

土橋　いま私が感じているのは、**自分の中に優しさが生まれ、温かさが出せるようになると、相手に思いが通じるようになる**ということです。ガン患者さんの医療相談を受けるようになって、私自身の意識がすごく変わってきたのを感じるんです。

玄侑　それはどのように?

土橋　私とあなた、医者と患者さんという主体・客体の垣根がとれ、相手と一体になる感じでしょうか。キーワードは優しさだと思うんですが、それができた瞬間、思いが伝わる。「ああ、伝わったな」という感触が明らかにあるんです。

玄侑　ごくごく一般的な、「私の心」というものがありますね?　この「**私**」**の部分を削ぎ落していくと、単なる心になる。そうすると、あなたの心とすぐに通じ合えるようになる。**私はそう感じるんです。

土橋　私たちは生きているわけですから、まず生命があって、その生命の部分では垣根なんてないはずですよね。

玄侑　ええ。

土橋　心を削ぎ落し、垣根がとれてくると、この垣根のない世界とつながるように感じるんです。少なくとも自分がそれに近い状態になれた時、こちらの思いが相手に通じてしまう、そんな不思議な感覚があると言いますか……。

玄侑　公と私という言葉がありますね。通常はあっち側とこっち側に分けられていいますが、面白いことに、私という存在をどんどんと掘り下げていくと、あっち側にあった公の部分が自分のものとして感じられるようになる。

土橋　公というのは、世の中や人とのつながりと言い換えてもいいかもしれません。日本人は、もともとそういう感覚を持っていた気がしますね。私はこれまで、いくらわかりやすく話しても伝わらない時、相手に理解力がないから仕方ないと思っていたんです。でも、実際はそうではない。医療相談を何回も受けていくうちに、自分と相手の区別がつかなくなるような、そんな不思議な状況が起こるようになって、ふっと気がついたんです。

玄侑　気づいた……。おお、……ブッダ。

土橋　自分は根本的に間違っていたと。相手に対して何でこれがわからないんだろうって、ずっと不満を感じていたんですが、じつは自分自身の問題だった。**ただ自分が変わるだけで、自分の思いが通じるようになる**んです。

玄侑　ほう。悟りを開かれましたな（笑）。

土橋　仮にその患者さんのガンが治らず、亡くなったとしても、その瞬間その瞬間の体験はお互いにとって意味があるわけで、人は必ず死ぬのですから、それは亡くなり方にもつながってくると思うんです。

玄侑　スパンといまという瞬間で切るんですよ。そうすると、相手がガンかどうかは関係なくなって、**その時にどう生きるか？　たったいまをどう生きるか？**　そういう問いかけだけが求められてくるんです。

土橋　人って、満足した時に顔が変わるじゃないですか。何かがわかった瞬間に、それまで見せなかった、不安の取れた顔になりますよね。私は自然にではなく、もっと意識して、そういう瞬間がつくれる気がするんですね。

もっと具体に即した生き方を

玄侑　シシリー・ソンダースというホスピス医療に大きく貢献した女性の医師がいるんですが、彼女がホスピスを始めようとしたのは、末期のガン患者さんに惚れてしまったことがきっかけだったというんですね。それで一緒に過ごすようになるわけですが、そこで彼女ははじめて流れない時があることを体験する。時というものは、カレンダーどおり、時計に従って進んでいきますが、それとはまったく別な、流れない時間があるわけです。

土橋　その流れない時間とつながったわけですね。

玄侑　先生は、ガンも歴史だとおっしゃっていましたよね？　確かにそうなんですが、そうして歴史が溶けると、ガンも一緒に溶けるんじゃないでしょうか。

土橋　ガン患者さんのなかにも不思議な治り方をした方はたくさんいますが、そうした特殊な経験をされることが多いですよね。

玄侑　ただ、こういう説明だけだと伝わりにくいところがありますね。先生の本には「常識から離れる」と書かれていますが……。

土橋　確かに、いまガンの人にそういう話をしても、なかなか伝わりにくいですね。心に余裕がないからしょうがないとも思うんですが、常識というのは概念化のことであり、生命とは反対の流れですよね。

玄侑　幼子が「お母ちゃん」と声を発する。ここには概念はいっさいありませんが、でも、一瞬でお母ちゃんとわかる。そこになぜはないでしょう？　どういう人なのかという説明、中肉中背であるとか、30代半ばであるとか、しゃべり方がどうだとか、そういう情報は幼子にはまったく意味がないわけです。

土橋　そんな説明の前に、すでにわかっていますからね。

玄侑　もっと具体的に把握しているはずですよね？　これって、大人も同じだと思うんです。もっと具体的に生きる、具体に即した生き方をする。蟻の体を頭、胸、胴体と勝手に分けるなと。胸のない胴はないんですから（笑）。

土橋　学ぶために分けるのは仕方ないですが、分けたままで放っておくと見えなくなる。

玄侑　臓器の分け方も同じですね。一つ一つ分けられていますが、実際にはすべて連動している。肝臓とか腎臓とか名前がついていますが、そういう名前の付け方だって疑ったほうがいい。独立した臓器なんてどこにもないわけですから。

土橋　西洋医学はまず現象を見るので、臓器に起きた変化からスタートせざるをえませんが、個々の臓器がバラバラにされていますから、その分、いろいろな前提があって、そのそれぞれに専門家がいる（笑）。

玄侑　もっと言えば、科学はすべてそう。発達するほど専門家が増えていく。ただ、そういう現実を否定するだけでは仕方ないですからね。

土橋　それとは違う、もっとトータルな見方が求められているんでしょう。

ガンが治る人は、ガンを最終的には自分の味方にしている

玄侑　江戸時代の末期、安政の大地震が起こった後に、鯰絵《なまずえ》と呼ばれる錦絵が大流行した時期があるんです。

土橋　鯰が地震を起こすと信じられていたのは知っていますが……。

玄侑　その鯰絵のなかに、大きな鯰の下にお尻から小判を出しているおじさんが描かれているものがありましてね。妙な絵なんですが、要はことが起こった時にどう立ち直るかということが描かれていると思うんです。

土橋　ああ、地震は災いばかりではない、お金を生むことだってあるという。

玄侑　ええ。天災が起これば、これまでとは違う新興勢力が住宅建築に乗り出すかもしれない。そうなれば、古い権威が壊れて新しい勢力が力を持つでしょう。そういうイノベーティブな解釈も可能なんです。

土橋　関西にいた頃よく耳にしたんですが、火事で保険金や見舞金がたくさん入ってきて、焼け太りするのと一緒ですね（笑）。

玄侑　つまり、鯰絵には、地震が起きないようにというだけでなく、起きても大丈夫なようにという願いも込められているわけですよ。

土橋　ガンになるということも似ていますね。**起こらないように予防もできますが、起こっても大丈夫、一つや二つ、いいこともあると。**

玄侑　そうですね。

土橋　**ガンが治る人は、上手にガンというものとつきあっていて、いろいろ大変なことがあっても、最終的には自分の味方にしている。**次の人生のプラスに変えているんです。

玄侑　そう。ガンにはそういう力があるんでしょうね。

土橋　面白いのは、そうやって手に入れた変化は、まわりにいるみんなにとってもいい変化なんです。概念を一杯持っていた生き方が変わるわけですから……。**生命を奪うようなものには、人を変えるだけの強い力がある**と思うんです。

玄侑　ガンには意味と価値がある、先生はそう書かれていますね。

土橋　だから、ロマンチックなんですよ（笑）。最近では、陽子線治療とか、ガンを治す方法に何百万もお金がかけられていますが、そうやって助かることを考えるだけでなく、まず考え方を見直してほしいですね。

玄侑　なにしろ、タダなんですからね（笑）。

土橋　ガンができるところというのは、血流が不足していて、このまま放置しておくと穴があいてしまう。たとえて言うなら、堤防が切れそうなところに土嚢《どのう》を置いて、その間に何とか対処しようとする、それがガンなんですね。

玄侑　つまり、ガンになることで一定の猶予期間を作ってくれている。

土橋　ええ。体にとっては非常事態ですが、時間は与えられているわけですから、**それまでの日常では考えられなかったことを考えてほしい。できなかったことを、思い**

切ってしてほしい。自分に正直になってほしい。

玄侑　そうですね。

土橋　不思議に思えるかもしれませんが、そうした心の変化が結果として治癒につながっていく。ガン治療の一番の力になるんです。

自分がいいと思っているもの、常識だと感じていることは絶対なのか？

土橋　現代医学が何かと批判されていますが、私はただ生きるだけでよければ、臓器移植をしても、薬を飲んでも、抗ガン剤を使ってもいいと思うんです。でも、より良く生きるためには、それだけでは足りない。

玄侑　より良く生きるとおっしゃいましたが、**私はただ生きたいですね。**「より良く」という思いには我がついていますから、私の思う「より良く」を、より良く思わない人だっているかもしれないじゃないですか。

土橋　私が考える「より良く」というのは、我というよりも、相手に対して生まれるものなんです。人間どうしで生きているわけですから、そういう対立や葛藤だけではなく、配慮したり、思いやったり……。

玄侑　私は、ひとつの前提として、「**人生は生まれちゃったもの**」と思っているんです。生まれちゃった、だから本当は、ただ生きている。それがあるがままの事実だと思うんですが、それだけではつらいので、自分なりの目標、自分なりの「より良く」を考える。でも、それは仮のものでしかないわけで。

土橋　悟りの世界では、「ただあるだけでいい」と言いますね。最終的にそこにたどり着ければいいと思うんですが、その少し手前に、私がいう「より良い」はあるんです。だって、普通に言われている「ただ生きている」と、先生がおっしゃる「ただ生きている」では、レベルがまったく違うでしょう？（笑）

玄侑　順風と逆風という言葉があるじゃないですか。順風というのは、自分の望む方向に風が吹いてくるということですが、そうでなければ、すべて逆風になってしまう。そこには自分の望みがあるわけです。

土橋　望みがなければただの風だということですね。
玄侑　私はそれでいいと思うんです。「より良い」というものを持っていると、結局、逆風ばかりになりますから。
土橋　うーん、そのへんは最終段階ですね。生命とは何なのかという……。
玄侑　ははは。仏教に「順逆不二」という言葉がありましてね、**本当は順も逆もない。どちらも同じ風なんです。**
土橋　仏教ということで言えば、「三性《さんしょう》の理《り》」という言葉を聞いたことがあります。この三性というのは、「善」と「悪」と「白」。つまり、一つの物事には悪もあれば善もある。そのどちらでもない、真っ白な部分もある。まずは善悪を外し、真っ白になって、ガンとは自分にとって何かを問いかけてみる……。
玄侑　「一水四見《いっすいしけん》」という唯識の言葉もありますね。同じ水であっても、人間にとっては飲み水になり、魚にとっては住処《すみか》になり、天人にとっては歩くことができる床になり、餓鬼にとっては火に変わる苦しみの水になる。
土橋　ガンをなぜ悪いものと見なすのか？　もっとほかに見方はないのか？　別の意

味と価値をつけられないのか？　ガンだけではなく、自分がいいと思っているもの、常識だと感じていること、それは絶対なのか？

玄侑　そろそろ結びが見えてきましたね。最後に「不二《ふに》」の話をしましょうか。

第7章
「不二」の思想と出会う

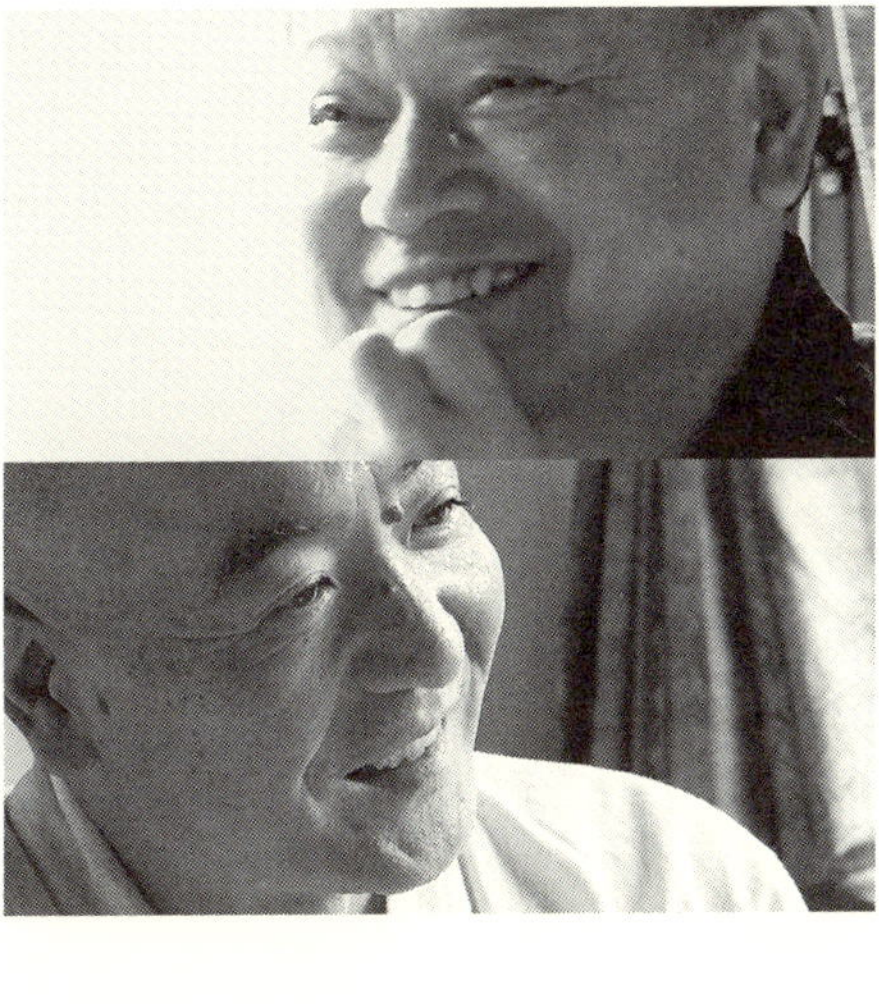

物事を二つに分け、片方を否定して片方を肯定するのは良くない

土橋　この対談が始まる前から、先生は「不二《ふに》」という言葉が大きな鍵になるとおっしゃってきましたね。

玄侑　ええ。ここまでの話のなかにも、不二につながる話題はたくさん出てきました。そろそろ総まとめといきましょう。

土橋　お願いします（笑）。まずはどこからいきますか？

玄侑　やはり、不二の思想のもとになった『維摩経《ゆいまきょう》』からでしょう。これは、在家の仏教徒である維摩という人を主人公にしたお経なんですが、彼は学識に優れ、弁も立ち、なかなか一筋縄ではいかない。菩薩の化身とも言われ、お経の中では大乗仏教の真髄を会得した人として描かれているんです。

土橋　この維摩が不二の思想を説くわけですか？

玄侑　そうですね。まず、彼が病気になるんです。そこでお釈迦様がいろいろな仏弟子とか、菩薩たちをお見舞いに差し向けようとするんですが、これまでひどい目に遭っ

てばかりだったので、誰も行きたがらない。

土橋　相当なやり手だったんですね（笑）。

玄侑　ですから、このお経の前半は、なぜ維摩のお見舞いに行きたくないのか、という理由をそれぞれが語るところから始まるんです。まず、彼は何の病気なのか？　仏教では、病気のことを四大不調というんですが……。

土橋　四大不調？

玄侑　四大というのは、地・水・火・風ですね。地は大地ですから、骨や爪のように固いもの。水は、文字通り、血液やリンパ液。火は熱のあるものですから体温を、風は体を動かしたり、呼吸したりする働き。そういう4つの要素が組み合わさって、我々は生きている。ですから、死ぬことを四大分離というんですね。

土橋　四大がバラバラに分かれて……。

玄侑　そう、最後は空になっちゃう。後でお話ししますが、色即是空の「空」ですね。色という形あるものが空という形ない在り方へと変化する。そういうとらえ方のなかで、生まれることと死ぬこともつながりあっている。

土橋　なるほど。バラバラとまではいかなくとも、うまく調《ととの》わなければ、当然、バランスが崩れて病気になるわけですね。

玄侑　お経の中ではっきり言っているんですけれども、地、水、火、風の四大それぞれが悪くなるわけではない。ただ、その関係性がおかしくなると病気になる。要するに、物質は病まないと言っているんですね。

土橋　物質は病まない？

玄侑　そう。四大として現れるものは、目に見えるもの、物質ですから。

土橋　物質が病まないとなると、何が……。

玄侑　ですから、「空」なんですね。この空の本質を知る一つの手がかりとして、『維摩経』があり、その核となる不二の思想があるという構成なんです。

土橋　その肝心の不二なんですが、「二つに分けられない」という意味ですよね。

玄侑　そうです。

土橋　生と死もそうですし、善と悪、光と陰など、私たちはとにかく物事を二つに分けてとらえようとしますが、こうした二元論は不二ではないんですね。

玄侑 ええ。『維摩経』では、二つに分けた片方を否定して、片方を肯定するのが、とにかく良くないというんです。

土橋 ここはよくわかりますね。

「病気は悪いものだ」という考え方をやめれば世界が変わる

玄侑 世間でよく知られているところでは、「汚泥の中にしか蓮は咲かない」という言葉がありますね？ これもこのお経が出典ですが……。

土橋 蓮は泥の中で花を咲かせる……。

玄侑 あんなにきれいな花が泥の中で咲いている、だから、煩悩の多い俗世でこそ清らかに生きられるということになりますが、**この汚泥という言い方自体に、人間の思いが込められてしまっていますよね。**

土橋 ああ、泥は汚いものだという色がついちゃっていますね。

玄侑 実際は、汚れてなんかいないわけです。我々の思いで泥を勝手に汚れたものにしてしまっているだけで。

土橋　そうですね。蓮がきたないと思うわけがないですもんね（笑）。

玄侑　鯉がすごく澄んだ池のなかを泳いでいると、我々は「気持ちよさそうだな」と思う。でも、鯉が気持ちいいと思っているかどうかはわからない。少し濁っていて姿が見えないくらいのほうが鯉にはいいんだ、という話もありますしね。

土橋　私はいつも、「病気には意味と価値がある」とお話するんですが、皆さん、意味があることはある程度わかっても、価値があるとまではなかなか思えない。でも、これが実感できると、生命の燃え方がまったく違ってくる。何か違うものが体の中から湧きあがってくるんです。

玄侑　病気が悪いものだという考えは、泥がきたないと一緒ですからね。そうした概念を飛び超えてしまうわけですね。

土橋　ええ。二者択一は、一般的には科学的思考と思われていますが、どちらが正しいと思った瞬間に不二ではない。二つに分けたものをいったん白紙に戻して、もう一回ゼロから考え直すことが必要だと思うんです。

玄侑 すると、価値が見えてくる?

土橋 見えてきますね。少なくとも、まったく違う見方ができるようになります。泥が汚いわけではないのと同じように、世界が変わるんです。

玄侑 科学的思考と言いますが、そもそも、きれい・汚いというのは、科学的でも何でもないわけですよ。これは完全に感情ですから。

土橋 ああ、感情ね。科学的、合理的であることを装っていますが、じつは感情的なところからスタートしちゃっているわけですね(笑)。

玄侑 そうです。感情でしかないものを科学的にしちゃうんです。

土橋 ガンなんかも、まず病理医が顕微鏡で見て、「これはガン細胞で非常に悪性度が高い」と思ったら、外科医はそれに全部従うわけです。

玄侑 自分でガンと診断していない。

土橋 ええ。病理医という専門家に従って、彼らが悪いといったら、もう悪いということで全部最後までいっちゃうんですね。臨床をする医者は、病理にお墨付きをもらっていますから、その通りにやればいいと思っている。

玄侑　果たしてそれが正しいのかどうか……。

土橋　まあ、自分で判断しているわけじゃないですよね。病理の先生にしても、こんなちっちゃな顕微鏡で細胞を覗いているだけで、患者さんを見てはいないわけですから。これはこれで絶対ではないでしょう。

玄侑　そういうことを知れば、病気の意味がかなり違ってきますよね。

土橋　診断を無視していいと言っているわけではありません。ただ、それも一つの視点にすぎないことを知れば、つらい病気にも別の意味と価値が出てきます。**病気になったことの意味は、自分自身で決めていいんですから。**

たえず変化していくことを愛する

玄侑　生と死という言い方をされていましたが、仏教では「**生死**《しょうじ》」**といって、じつはそれ自体が一つの言葉になっているんです。**

土橋　えっ、対ではないんですか？

玄侑　生まれたり死んだり、生まれたり死んだり……。要するに、これは変化という意味ですよね。こうした変化がない状態が、生死の対なんです。では、それは何かと言うと、仏教では「涅槃《ねはん》」と言うんですね。

土橋　「生死」と「涅槃」が対になっているんですか。驚いたな。

玄侑　しかも、不二なんですよ。**生死と涅槃は二つに分けられるものではない**。涅槃と言うと、一切の苦しみから解放された悟りの境地を指しますが、これは生死そのもの、この世界と違うどこか遠くにあるわけではないんです。

土橋　煩悩即菩提と言いますからね。

玄侑　結局、「生死」を厭わなければ、そこが「涅槃」になる。だから変化そのもの、生死の世界を愛おしまないと、悟りの境地である涅槃の世界も見えてこない。我々の頭というのは、たえず変化するものになじまないというか、むしろ変化を厭わしいと思っているところがありますよね？

土橋　ええ。変化するものを止めないと、観察の対象にならないですからね。変化したら思考できない。理性的に見るということは、つねに変化し続ける生死の世界から、いや、悟りからも離れていくことなんですね。

玄侑　だから、思考なんかしないで、ただ変化に乗っているだけでいいんですけど、そんなことできるのかと思うでしょう?

土橋　理性がないと生きていけないと、大部分の人は思っていますね。

玄侑　そう思いながら、実際には考えすぎ、頭の使いすぎ、自己意識の強すぎで苦しんでいるわけです。理性に頼りすぎることでおかしくなってしまっている現実がある以上、せめて瞑想でもして、理性を超えて変化に乗ることを知っておかないと……。

土橋　いつまで経っても、同じことの繰り返しですね。

玄侑　大事なのは関係性であると言いましたが、たとえば、体の調子が悪い、病気にかかったというときに、「肝臓が問題なんだ」「胃が問題なんだ」という見方は、仏教ではしないんです。できないと言ったほうがいいですが……。

土橋　肝臓がそうなってしまった背景には、ストレスであるとか、心の問題であるとか、そうなってしまっただけの関係性があったと。

玄侑　ストレスや心の問題も絡めることで、肝臓がいまこうであるという全体的なことが見えてくる。**そこを切っちゃえばどうにかなるとか、痛みがなくなりさえすればいいとか、そういう発想はあり得ないんですね。**

土橋 そこが理性の限界なんでしょうかね。

玄侑 私自身、仏教的な考え方で体というものを見ていますけれども、物事はつねに関係性のなかで変化していると感じるんです。やはり、その**変化していくということを愛さなきゃいけない**と思うんですよ。

関係性の世界から見れば病名など必要がない

土橋 いま、不二の思想についてお聞きしたんですけれど、これまで私がやってきたこと、考えてきたことと重なる点がすごく多いですね。

玄侑 だと思いますね。

土橋 私は、この世の中は「事実の世界」と「意味の世界」から成り立っているととらえているわけですが、意味の世界は関係の世界と言い換えてもいいと思うんです。事実を下支えしているのが関係であり、意味であり、ここをどう理解するかによって、事実の世界はどうにでも変化していくと考えるんですね。

玄侑　ただ、仏教では事実という言い方を認めないんです。たぶん、そこも含めておっしゃっているんでしょうけれど。

土橋　ああ、言葉の定義が違うんですね。

玄侑　事実というのは「私がそう見た」という話ですから、その主体が変われば、見え方が変わるわけで、どっちが事実なのとなりますよね？　だから、事実というのはないんですよ。あくまで、私にとっての出来事なんですね。

土橋　いま、私が申し上げた事実というのは、科学的思考の事実で、見た人のことを考えないでそこにあるもの、とイメージしてほしいんです。

玄侑　でも、いまの科学は量子力学までいっていますから、すべては見ている主体との関係性の中で起こっていると言われていますよね？　観測しなければ粒子が現れないというのも、粒子の存在にはすでに主体が絡んでいるということですよ。

土橋　まあ、私たちの頭の中はそこまで進んでいませんから……。私が言いたいのは、もっと古い時代の、ごく一般の人がイメージしている事実というか。

玄侑 でも、病が起こってくるメカニズムを考えると、主体である私がどう見ているか、ということは無視できないと思うんです。

土橋 ええ。それはわかります。

玄侑 たとえば、「この魚のおこげは体に悪い」と思って食べる場合と、「全然そんなこと知りません。けっこうイケるじゃない」と思って食べる場合では、体に与える影響が違いますよね。同じ出来事であっても、受けるストレスは違うし、その人の思いや感覚も違う。そこが大きいと思うんです。

土橋 こげた魚と言った段階で「こげた」という色がついてしまうわけですから、それを取り除くところからスタートする必要がありますよね。

玄侑 取り除くというと?

土橋 たとえば、肝臓が悪くなったとしましょう。医者に診てもらうと、「肝炎」とか「肝硬変」とか「肝ガン」とか病名がつけられますね。科学というのは、そこからスタートするわけですよ。「こげた」とか、「体に悪い」というのも一緒だと思いますが、

関係性の世界から言うとそんなものはいらない。

玄侑　病名なんていらないわけですね。

土橋　意味の世界、関係性の世界は、そういう色がつく前の世界ですから、まずその場所に立ってみる。いったんゼロになるわけです。

玄侑　なるほど。

土橋　そのうえで、思考するようにしていけば、たとえ「ガン」と言われたとしても、あまり深刻にならずに済むと思うんです。その言葉だけにとらわれなくなるというか……。

玄侑　また違う意味がそこに出てくると。

土橋　ええ。結果からすべてを決めていくのがいまの社会のやり方なんですけど、発想を変えて、関係性の世界から決めていく。そこには意味が無数にありますから、**自分自身の解釈、自分自身の選択が力になるんです。**

長所も短所も存在しない

玄侑　先生の本に「長所半分、短所半分」と書いてありましたけれど、ああいうとらえ方がとても大事だと思うんですね。

土橋　物事のすべてにそういう面ってありますよね。そういう見方ができるようになるだけで気持ちにゆとりが出てきて、考え方の幅が広がっていくでしょう？　事実の世界から意味の世界へ、意識を変化させる第一歩になると思うんです。もちろん、長所も短所も、絶対のものではないですけどね。

玄侑　おっしゃる通り、不二が本質ですから、本当は長所も短所もないんです。**長所、短所と言っているかぎり、私の都合を優先して見ている**わけですからね。そこが変われば、不二につながる大事な一歩にはなりますよね。

土橋　私の知人からおもしろい話を聞いたんです。学生運動の時に……。

玄侑　ああ、そういう世代の話ですね。

土橋　ええ。東京（紀尾井町）の清水谷公園でこっちは棒を持っていて、そこに機動隊がやって来た。もう一触即発の状況になったとき、どこかから絶妙なタイミングで、

「い〜しやきいも〜」と聞こえてきたらしいんですね。

玄侑　ははは（笑）。

土橋　そうしたら機動隊も笑っちゃうし、こっちも笑っちゃう。イデオロギーなんて所詮はそんなものなんだと、そのとき思ったというんです。私の中では、こうした話も不二の世界とつながってくると感じるんです。つまり、勝手に何かを思って、勝手に色をつけて、多くの人はそれを前提に行動している。

玄侑　病気という診断名をつけ、悪いものだからと排除し……。

土橋　その土台になっている関係性というものを理解せず、臓器に起きた変化だけを真実のように扱っているわけですから、考えるとすごく不自然ですよね。まあ、それをどう伝えたらいいかという問題はあるんですけど。

玄侑　私のところに電話してくる統合失調症の人のなかに、「死ね」という声が聞こえてくるという人がいるんです。人と話している時にも聞こえてくるわけですが、自分が「死ね」という意味にも、相手を「殺せ」という意味にもとれる。「どうしたらいいでしょう」と相談されたわけですが……。

土橋　それにどうお答えになったのですか？

玄侑　いまの話と重ねると、「死ね」と聞こえたら、直後に「いしやきいも」という音声をセットにしてみる。そうすると、もう「死ね」というのが「いしやきいも」の前触れみたいになっちゃうわけです。

土橋　「死ね」と聞こえたら、「いしやきいも」と唱えるわけですね（笑）。

玄侑　その時、私が実際に答えたのはチャルメラの音だったんですが……。

土橋　いずれにしてもセットにする。

玄侑　そう。「いしやきいも」でもいいし、「南無阿弥陀仏」でもいいけれども、そういうものをセットにしちゃう。難しいことを考えずに、それを反射的にやるんです。実際にやってもらうようにすると、これ結構、効くんですよ。

土橋　死ねという言葉をリセットさせてしまうんでしょうかね。

玄侑　**頭で考えてばかりいるとつらいところから脱け出せません**から、まず頭から離れられるようにうながすんです。

土橋　やはり、理屈を超えたところにいかにつながるか、なんですね。

むやみに病気を治そうとしてはいけない

土橋　心を病んだ人の話が出てきましたが、こうした心の病も悪いことのように思われてますよね。でも、不二の思想から見たら……。

玄侑　ええ、絶対のものではない。

土橋　それなりに治療も必要でしょうが、**「悪いから治す、症状を取り除く」という発想からまず離れるべき**だと思うんです。

玄侑　それは、ほかの病気と一緒でしょうね。

土橋　面白いと思うのは、うつの患者さんの血液検査をすると、ほとんどの場合、正常なんです。自殺のリスクはあるでしょうけれども、ボディは守られている。心の病が一つの生命維持の反応になっている感じなんです。

玄侑　人間って、自分を守るための防御を何重にも用意しているのかもしれませんね。

土橋　だから、悪いことではないんです。

玄侑 要するに、最初の段階での防御がうつじゃないですか？ そこで防御しきれないとなると、今度は体を使って防御することになる。
土橋 その次の防御は、整形疾患ですよ。腰痛とか膝痛とか、どれもつらいですが、直接命にかかわらないでしょう？ あれで内臓を守っていると思うんです。こういう患者さんを採血すると、内臓は大丈夫なことが多いですから。
玄侑 もっと言えば、軽い肩こり、頭痛くらいだと、うつよりも早い段階で現れることも多いでしょう。あれも初期段階の防御ですよね。
土橋 だと思いますね。整形疾患とうつはオーバーラップしているところもあって、心と体で二重にブロックして守っている気がしますね。
玄侑 あるいは、臓器が守られているというより、生命維持装置である脳幹部が守られているのかもしれません。脳幹部を守るために、まず大脳皮質のあたりにちょっと問題が出たり、そこでダメだと辺縁系に問題が出たり。
土橋 いずれにせよ、悪いことだと必ずしも言えないでしょう？ **病気は悪いものだという視点から離れると、いろいろなとらえ方ができるようになる。**

玄侑　そうですね。

土橋　だから、**むやみに病気を治そうとしちゃいけない気がするん**です。医者としては、ちょっと不届きな考え方ですけれど（笑）、私は簡単に良くなる治療法をあまりいいとは思っていない。

玄侑　お医者さんがそう言うと重みがありますね（笑）。

土橋　食事でも運動でも、サプリメントでも、ただ治ればいいわけではないので、そういう話に安易に飛びつく気持ちは湧いてこない。

玄侑　ははは。

土橋　逆に、抗ガン剤は使わないほうがいいと言う人もいますが、患者さんが望んでいるなら、私は使ってもいいと思う。**つらい副作用の中で気づくことだってある。**医者だから治すことも当然考えますが、それも大事な経験なんです。

玄侑　一つの意味にとらわれない。すべて不二の思想ですね。

土橋　ええ、**意味はたくさんある。だから、自分で見つければいいんです。**

日本をまとめるシンボル「富士」は不二

土橋　不二の思想の起源が『維摩経』にあることはわかりましたが、日本にはどのように広まっていったのでしょう？

玄侑　不二の思想を積極的に日本に広めたのは、私は徳川家康だと思うんですね。日本では、まず京都に都の文化があって、その京都に対抗する形で鎌倉に幕府が開かれたじゃないですか。以後、武家の中心が江戸に移りはしますが、公家の文化と武家の文化が一本化されないまま、ずっと併行していくわけですよ。

土橋　日本文化の二重性って、不思議なところがありますよね。

玄侑　ヨーロッパでは、貴族がそのまま武士なんです。ナイト（騎士）はあくまでも貴族ですから、こういう二重性はないんですが、日本では公家と武家はまったく違う人びとです。しかも、双方ともある権威を保ったまま、ずっと立場を保っていく。それを続けようと思ったわけですよ、家康公は。

土橋　天下を取ったあとも、壊そうとしなかったんですね。

玄侑　ええ。それで何かシンボルとなるものはないかと思ったとき、日本橋からのぞむスカッと晴れた空に美しい富士山が見えたんです。もともと家康公は、少年時代を駿河の国で過ごしたので、富士山には思いも強かったはずですが、富士の御山を「不二」と言いますね？　あの山を日本をまとめていくシンボルにしようと、狩野探幽《かのうたんゆう》という御用絵師に理想郷としての富士をたくさん描かせていくんです。

土橋　なるほど。**富士は不二**なんですね。

玄侑　あの山によって、**対立する「二」を作り出しながら一本化しない、「不二」としてゆるくまとめていく**。そういうこの国のあり方が作り出されたと思うんですね。

土橋　まさにそうなんだと思います。

玄侑　日本の価値観のなかには決して一本化できない「私」と「公」とか、「義理」と「人情」とか、どっちも捨てることができない対が多いですよね。

土橋　裏表というか、一緒になっている感じがあるんですけど。

玄侑　相補的につながりあっていますよね。

土橋　ヨーロッパでは、対立構造がそのまま進化してきている感じがしますが、日本文化は対立であって対立でないというか、かなりユニークですよね。ただ、いまは病気に関しては完全にヨーロッパ的思考に染まっていて、つねに闘っているというか、不二に象徴される日本的な良さが失われてしまっていますけれど。

対立するものが共存できる国、日本

玄侑　日本には「わび・さび」という文化だけでなく、まったく逆の「伊達《だて》・婆娑羅《ばさら》」という文化も生み出されましたよね。伊達は「伊達者」のダテですから、ものすごく派手なんですよ、「わび・さび」とは対極にある（笑）。

土橋　ここでも不二が現れているんですね。

玄侑　婆娑羅も豪奢で華美な生き方を好んだことが知られていて、たとえばお茶会を開くと、茶室の花は庭のあの桜の木だと言うんです。しかも、桜に植木鉢がないからと、実際の桜の木の根元に大きな真鍮《しんちゅう》の鉢を造らせてしまう。「わび・さび」が流行ったからこそ、これに対するカウンターカルチャーが生まれたわけですよね。

土橋　それが一つの国の中で共存しているわけですから、すごいですね。

玄侑　日本って、そういうことが可能なんです。たとえば、伝統が一番大事にされている京都に、近代的な駅ビルが作られたり。

土橋　古いお寺とコンビニエンスストアが隣どうしにあったり（笑）。

玄侑　対立するもの、対極にあるものが現れると、相補的な価値観が芽生えてきて、そのどちらも育てる方向に進んでいくわけです。

土橋　こういう二重性は、古代から見られますよね。たとえば、東日本の縄文と大陸からの弥生が融合し、日本の基礎になったあたりとか……。

玄侑　そうした融合の跡が、長野の諏訪大社に残っているんですよ。祭神はタケミナカタといって、出雲大社のオオクニヌシの次男なんですが……。

土橋　出雲大社も諏訪大社も、「国譲り神話」と関係していますよね。

玄侑　この国譲りでタケミナカタは出雲を追われ、諏訪まで逃げていく。そして、土着することになるのですが、西の彼らは農耕文化の担い手であるわけです。これに対し、諏訪にはもともと狩猟採集生活をしていた人々がいた。いきなりここに住むといっても、ちゃんと受け容れられるかどうか。

土橋　普通は争いになりますよね。それで勝ったほうが主導権を握るという。

玄侑　でも、諏訪ではそうならなかったんです。諏訪大社には上社と下社がありますが、上社には狩猟採集の神を、下社には農耕の神を祀り、しかも、上社と下社のトップどうしが結婚するという形で融合したんです。

土橋　このやり方はうまくいったんですか？

玄侑　文化がまったく違いますからね、さすがに結婚生活はうまくいかなかったようです。それで別居することになるんですが、完全に別れてしまうわけではない。「どうもあの二人はまだ続いているらしいよ」というのが、上社の男神が下社の女神のもとへ、氷の張った諏訪湖を渡っていく「御神渡り《おみわた》」という神事に残っているんです。

土橋　面白いですね。

玄侑　東の狩猟生活と西の農耕生活の接点が、あのあたりにあるんです。だから、両方とも大事にする。農耕生活と狩猟生活を「両行」させていくという考え方が、諏訪大社の伝承にはっきりと見られるのです。

土橋　日本人というのは、矛盾を排除するんじゃなくて、それを受け容れ、そのなかでどう生きていくかを模索するわけですね。

敵も味方も同じように祀る

玄侑　矛盾は生産性だと思っていたフシさえありますよね。さらに言うならば、こうした発想をもっと早い時期にしていた人物が、聖徳太子だと思うんです。聖徳太子の時代、推古天皇のもとである程度朝廷がまとまりますよね。ただ、その前に蘇我氏と物部氏の争いがあったでしょう。

土橋　蘇我氏が勝利し、物部氏は滅ぼされた。

玄侑　じつはこのとき、負けてしまった物部守屋の首と武具を埋めた土地に、四天王寺が建てられたんです。それは祟りを恐れたんだろうという見方もありますが、太子には、負けた人々の思いを祀りたい、それをその後の政治のなかで生かさなければいけない、という思いがあったと思うんですね。

土橋 四天王寺というのは、確か大阪の……。

玄侑 ええ。そして、その四天王寺は和宗と名付けられるんです。平和の「和」です。そもそも、日本という国名のヤマトにも、大和という文字を当てたでしょう。この大和というのは、大きな「和」、つまり、敵も味方も全部含めるということだと思うんです。対立する概念もすべて飲み込んでしまうということですね。

土橋 聖徳太子自身、「和をもって貴《とうと》しとなす」と言っていますしね。

玄侑 日本はそういう伝統をずっと持っていますから、中国と元寇で戦っても、負けた異国の人々をちゃんと祀る。戦乱の中で敵になっていたにすぎないわけですから、因縁がほどければ、敵も味方もないと考えるんです。豊臣秀吉が起こした唐入り、朝鮮半島との戦いでも、敵方を祀っていますしね。

土橋 ガンとの闘いもそんなふうにならないんでしょうかね。

玄侑 そうそう、私もそれを申し上げたかったんです。事故を起こした福島の原発にしても、これまでずいぶんお世話になったんだし、一回供養して、ちゃんとお通夜をやって、埋葬して。それで決別しようじゃないかと話したことがあるんですけど、ガンだって同じですよね。

土橋　ええ、ガンにもお世話になっているはずなんです。

玄侑　この体をなんとか守るために、厳しい環境に適応して、自ら先祖返りしていった非常に果敢な細胞たちなんですから。

土橋　私もそう思いますね。そういうことを受け止められた患者さんは、もちろん、そんな表現はしていませんが、感覚としてそういうものを感じとれた患者さんは、仮に末期であっても治っていくんです。

玄侑　まず、「悪かったな」というのと「ありがとう」というのと。やっぱり、ガンにはそうした言葉をかけてあげるべきでしょうね。

ガンも悪者にせず、受け容れていける

土橋　ガンというのは、生命が生き延びるために登場させた、最後の助っ人という感じがするんですよね。ほかの発熱とか痛みとかよりはるかに強烈な、「ここまでやるか

ら後は自分で頑張りなさい」というような……。

玄侑 そうですね。これも和なんでしょうね。

土橋 そう考えたら、形態学的にとか、病理学的にとか、腫瘍マーカーとか、ガンの顔つきとか、細胞の顔つきとか、あの手この手で色をつけて悪者と認定して、葬っていくやり方は、日本人的とは言えませんね。

玄侑 ガンになったからといって、その細胞は死んでいないわけですからね。いや、死んでいないどころか、ものすごく盛んに細胞分裂しているわけですから、ちょっとなだめてあげるというか、感謝して、謝って、融和していくというプロセスがあると、体の状態がガラッと変わることも起こりうると思いますね。

土橋 ガンって、悪いものと見なしたら悪いものに見えちゃうけれども、それがすべてではない。閻魔様からお地蔵さんに変わることもあるという、これも不二の思想ですよね。とても大事な考えですよね。

玄侑 そう。だから、みすぼらしい乞食かと思っても、本当は文殊菩薩かもしれない。

土橋 私たちはこれから、もっともっと頭を柔らかくして、**いいことも悪いことも受**

け容れる器を磨いて、もっと大きく生きていきたいですね。私たちにはそれができる、日本人はそれができると思っているんです。

玄侑　「仏とは何か?」という問いに対して、「薫風、南より来たり、殿閣、微涼を生ず」と答える問答があるんです。南から風が吹いてきて、お寺にいるとちょっと涼しく感じる。それが仏様という存在なのだと言うんですね。

土橋　それって、人にも言えるのではないでしょうか?

玄侑　ええ。人と接して涼しいと感じる。何かを目指して頑張っている人の隣にいると、涼しくないというか、暑苦しいじゃないですか(笑)。

土橋　そういう人って、自分の考えを押し付けてきますよね。

玄侑　むしろ、「あなたの考えってないの?」って言われるくらい、どっちにもなびく。竹のようにしなやかに伸び、どこから風が吹いてきても抵抗せず、自然になびいている。なにやら涼やかだと思いませんか?

土橋　私流に言うと、自在的な自我という感じでしょうか? 一つの自分、一つの考えだけでなく、風邪薬が欲しい人も受け容れる。それが嫌な人には別のこともできる。

枠の中から出たり、また入ったり、相手によって変幻自在に変えられる、それが人間らしい生き方、人に対する愛であり、最終目標という気がするんです。

玄侑 それはもう、仏様の世界でしょう。先生には、最低限これだけはやってほしいという患者さんの思いもあるでしょうから、そのくらいが人間らしいと思いますけどね。そこはお医者さんなので、そういう面も残しつつ……(笑)。

土橋 **絶対に到達できない、達成できない目標だからいいんです。**そういう目標なら、何があってもぶれないですから。

玄侑 そうですね。中間目標なんて、しんどいだけ。それこそすぐにぶれます。転ぶと一気に見失ってしまいますしね。

土橋 最後に、自分の希望ばかりしゃべっちゃいましたが、そんな人間になりたいですね。どんな医者になりたいかではなく……。

玄侑 お見事な着地でしたね(笑)。

土橋 たくさん話してお腹が空いたので、何か食べましょうか。

前提を持たずに考える「哲学的思考」のすすめ

土橋重隆

人にはそれぞれの思考パターンがある。長年の習慣でもあるので、あまり自覚されていないが、私はそれを、①科学的思考、②宗教的思考、③哲学的思考の3つのパターンに分けて考えるようにしている。

一人ひとりのなかにこの3つのパターンが混じり合っているわけだが、現代の日本人の多くは、①の科学的思考の割合が大きいだろう。

それは目の前に起きた事実から物事を考え、解釈しようとするものだ。

この本でも話したように、とりわけ西洋医学は、こうした科学的思考で成り立っている。実際、医者は肉体に起きた変化を「数値」と「画像」という事実に表して診断、治療を行なっているし、患者さんの多くもそれを受け容れているだろう。

これに対し、②の宗教的思考は目には見えない「神仏」や「奇蹟」を絶対的前提としている。この場合、数値や画像は必要とならず、目の前に起きた事実も前提にはならない。「無宗教」の日本人にはピンと来ないかもしれないが、世界を見渡せば、こうした思考を拠り所にしている人もかなりの数に上るはずだ。

③の哲学的思考は、これらの前提そのものを置かず、つねに「なぜか?」を問い続け、起きた現象の「意味と関係」を追求していくものだ。

事実を前提に生きてきた人にとっては、科学的思考の西洋医学が当たり前であり、いちばん理解しやすいのかもしれないが、そこに不完全さを感じ、飽き足らなくなった人のなかに「意味と関係」について考える人が出てくる。

目に見えるもの（科学的思考）から目に見えないもの（宗教的思考）に価値観を変えるのではなく、まずは前提を取り払い、自分の納得ができる答えを見つけていくのだ。

外科医として、目の前の事実だけを受け止めてきた私が、こうした「意味と関係」に興味を持ってから、気がつけば十数年が経過した。

一般的には、病気は悪いもの、排除されるべきだと考えられ、医者に行くとそうした前提で話が進んでいく。患者さんの多くもそう思っているかもしれないが、哲学的思考をする私の中では「何事も長所半分、短所半分」が原則。したがって、ガンにも意味と価値があり、やはり長所半分、短所半分と言えるものなのだ。

事実、西洋医学の常識では治らないとされる末期のガンでも、なぜか治癒してしまうケースが少なからずある。このような症例はなぜ起きたのか？　治る人と治らない人では何が違うのか？　そもそも、なぜ病気になるのか？　こうした疑問を探ることが、いまの私にとってのライフワークにほかならない。

医学部を卒業してから、「普通は嫌だ」という思いに突き動かされるようにして最新医療に関わってきたが、外科の第一線から離れたいまもなお、どの医者も踏み込んでいない未知の分野にいることを感じる。技術の進歩を追い求めた従来とはちがう、意識の変化をうながすようなイノベーション（革新）が、いま求められていると思うのだ。

もちろん、こうしているいま、日常の診療をやめてしまったわけではない。

最近では、西洋医学を否定的にとらえる人も増えてきたが、一方で、西洋医学しか受け容れられない人が大勢いるという現実がある。

短所を指摘してもきりがない。こうした人には西洋医学が必要なのであり、そこにも意味と価値がある。つまり、事実は一つしかないが、個人的真実は十人十色。病気という事実は一つであっても、それをどのように受け止めるかは個人的真実の領域だ。いろいろな解釈ができ、それによって対処法も違ってくる。

医者は患者さんを選ぶことはできないから、こうしたいろいろな個人的真実を受け容れられる人格でなければならない。

私が保険診療の現場に身を置いているのは、ここから離れては、医者という仕事のバランスが悪くなると感じるからだ。治療法と関わりなく患者さんが治っていく現実を考えると、このバランスが一番大事だと思うのだ。

玄侑先生との出会いは2002年のことだったと記憶しているが、その存在は以後もずっと脳裏にあり、私の一冊目（『ガンをつくる心　治す心』主婦と生活社）の出版の際には、原稿を読んでいただき、推薦文もいただいている。

そして今回、対談のお誘いがあり、この十年あまりの私の変化を玄侑先生はどのように受け止められるか？　また私の医療観についてどう感じられるのか？　ご意見をお訊きしたい思いが湧き上がり、実現するにいたった。

私自身の感想を言えば、今回の対談で自分の考え方の根本が変わったわけではない。ただ、先生から「不二」という思想を教えていただけたことで、いままで漠然としていた考えを具体的に、明瞭にすることができた。

私がこれまで主張してきたものは、「不二」そのものだったのだ。西洋医学を突き詰めていくことで、ついには「不二」にたどり着いた。対談を終えた私は、そのことを実感し、とてもすがすがしい気分になることができた。

対談中ずっと降っていた雨が、終わるとほぼ同時にやみ、部屋には薄日が差してきた。このとき私が感じたすがすがしさは、ただ一仕事終わったというだけでない、もっと深い納得と重なるものだったと思う。

この本はガンについて書かれた暗い本ではない。対談のなかで病気についていろいろと語ってはいるが、意識したのは病気の治し方ではなく、病気の本質とは何か、生きるとは何かということだ。

作家であり、禅の僧侶でもある玄侑先生が見る世界と、臨床医である私がたどり着いた世界が、「不二」という共通の世界であったことは、この世の真理の一端をかいま見たような心強い思いが湧いてくる。

病気は治そうとしても治せない。治るものは少し後押ししてあげれば治っていく。病気はその「意味と関係」を我々に伝えるために必然的に現れたものであり、その役割が終われば消えていくものなのだ。

善悪、浄穢、正邪、真偽……これらの対立する概念がこだわりを生じさせ、我々に苦の世界を体験させる。これが、私たちが味わっている常識の世界だ。常識的な人は分別のある人、立派な人とみなされるが、つねに何かと戦っている。「これでいい」という答えが見いだせないまま、たえず葛藤しているだろう。

これに対し、無分別は時として解決できない問題をも解決に導く。この無分別こそ

「不二」の世界にほかならない。不二は、今日のような出口の見えない暗闇の社会を新しい明るい社会に変えていくキーワードに違いない。

読者の皆さんがこうしたエッセンスを感じ取り、この世界を自由に生きる知恵を身につけていただけたらとても嬉しく思う。

流動のなかの生老病死

玄侑宗久

読み返してみて、とても面白いと思った。

ガンと生き方の関連を通して、話はどんどん広がり、医療システムや仏教思想にも及んだ。

思えば土橋先生自身、職人的外科医の世界から、「いのち」という全体性の世界へ大きく一歩を踏み出された方である。話は概《おおむ》ね、その二つの世界を往復するように進み、結果として現代という時代の問題点をも炙《あぶ》り出していった。

対談でも話しているように、病気というのはその時代の風を良きにつけ悪しきにつけ、色濃く反映するものだと思う。

その意味でガンは、多くの組織が抱えている問題点にも似ている気がする。リストラ、減俸、進みすぎた合理化、社員間のコミュニケーション不足、あるいは効率最優先のため、和合の観点が忘れられていること。同じような問題が、人間のからだのなかでも起こっているのではないだろうか。

すべては人間の「分別」、欲望に発する根深い損得勘定が、痼《しこ》りになって血流を妨げ、体温を低下させてしまう。体も、会社という組織も、そんな事態に陥っているように思えて仕方がない。

対談のころ、ちょうど私は『日本人の心のかたち』（角川SSC新書）を書き終え、資料に使った『維摩経』の「不二」という考え方に深く染まっていた。そのため「無分別」とか「不二」という言葉が後半はかなり登場し、理解しにくかったのではないかと危惧するのだが、ここで少し、言葉を補っておきたい。

所詮、頭が体のこと全てを理解するなんて、できるはずがない。だとするなら、「分別」に従って体に良かれと考えるより、とにかく体と四六時中「遊ぶ」ことこそ肝要ではないか。「無分別」とは、「遊戯」のことだと思っていただきたいのである。

体と遊ぶ方法は、たぶん無数にある。運動も勿論そうだが、大事なのは、激しい運動を繰り返して筋肉をつけることではなく、体のあちこちに意識を遊ばせ、全身とコミュニケーションを図ることだ。

歩いているときも、呼吸をするときも、あるいは寝るときだってそれはできる。会社でいえば、社長があちこちの部署を廻って社員と喋るようなものだろう。冗談も言えず、会話もなく、目標に向かってキリキリ向かうだけの会社が長続きするはずもない。

現代日本の株式会社が、平均寿命七年だと知った驚きは大きかった。しかし考えてみれば、二人に一人がガンになるという日本の現状も、これに匹敵する異様さではないだろうか。

ただ、多くの会社が何らかのかたちで再生するように、ガンになった人も昔のようにそれが「死病」にはなりにくくなってきた。意識的か無意識かは別にして、おそらく何らかの修正がそこで起こってくるのだろう。そして土橋先生は、そこに注目するのである。

治ったガンは「がんもどき」だった、という結果論的理解は、一種の思考停止だろう。大袈裟にいえば医療の敗北ともいえる。土橋先生はそうではなく、心の変化も含め、躍った原因と治った原因に注目し、それを究明したいと考えたのである。

先にも申し上げたように、人間の「分別」にはどうしても欲望が絡み、限界がある。しかしこのアプローチ以外、いま期待できる方向はないように思えるのだ。

そんなことを言いつつ、しかし私は今日も体と遊ぶ。

お経を唱え、礼拝し、庭の落ち葉を掃くあいだにも、私の意識は体中のあちこちを遊びまわり、ようやくさっき頭に引き上げてきたのである。

瞑想や托鉢に日々いそしんだお釈迦さまも、きっと晩年は体と遊んでいたのではないか。私は最近、そう思うのである。

人生を「生・老・病・死」と四つに分け、それを「苦」とみなしたのは、あくまでも出家前のゴータマ・シッダールタ。成道後のお釈迦さまにとっては、すべてが「今」という流動のうちに、親しい遊び相手として渾然と溶け合っていたのではないだろうか。

ともあれ、敵と見なされた病、とりわけガンを、いかに遊び相手に変じていけるかは、個々人の心の変化、生活の跳躍にかかっている。そしてそんな問題を抱えた人だけでなく、全ての現代人のために、実例に裏付けられた具体的な指針を与えるのが、今後の土橋先生の仕事なのだろう。
期待したい。

この対談は平成25年7月29、30日、福島県の磐梯熱海温泉・熱海荘にておこなわれました。

対談をもとに『生きる。死ぬ。』と題した単行本が平成25年12月に小社から出版され、その本を改題して携書化したものが本書です。

ディスカヴァー携書 140

医師と僧侶が語る
死と闘わない生き方

発行日　2015年2月25日　第1刷
　　　　2015年3月20日　第2刷

Author　玄侑宗久　土橋重隆

Photographer　Holi
Book Designer　石間　淳

Publication　株式会社ディスカヴァー・トゥエンティワン
〒102-0093　東京都千代田区平河町2-16-1 平河町森タワー11F
TEL　03-3237-8321（代表）
FAX　03-3237-8323
http://www.d21.co.jp

Publisher　干場弓子
Editor　藤田浩芳　編集協力：長沼敬憲（サンダーアールラボ）

Marketing Group
Staff　小田孝文　中澤泰宏　片平美恵子　吉澤道子　井筒浩　小関勝則
千葉潤子　飯田智樹　佐藤昌幸　谷口奈緒美　山中麻吏　西川なつか
古矢薫　伊藤利文　米山健一　原大士　郭迪　松原史与志　蛯原昇
中山大祐　林拓馬　安永智洋　鍋田匠伴　榊原僚　佐竹祐哉
塔下太朗　廣内悠理　安達情未　伊東佑真　梅本翔太　奥田千晶
田中姫菜　橋本莉奈

Assistant Staff　俵敬子　町田加奈子　丸山香織　小林里美　井澤徳子　橋詰悠子
藤井多穂子　藤井かおり　葛目美枝子　竹内恵子　熊谷芳美
清水有基栄　小松里絵　川井栄子　伊藤由美　伊藤香　阿部薫
松田惟吹　常徳すみ

Operation Group
Staff　松尾幸政　田中亜紀　中村郁子　福永友紀　山﨑あゆみ　杉田彰子

Productive Group
Staff　千葉正幸　原典宏　林秀樹　三谷祐一　石橋和佳　大山聡子
大竹朝子　堀部直人　井上慎平　松石悠　木下智尋　伍佳妮
張俊崴

DTP　アーティザンカンパニー株式会社
Printing　中央精版印刷株式会社

ISBN978-4-7993-1641-2

携書ロゴ：長坂勇司
携書フォーマット：石間　淳